海外中国研究丛书

—— 到中国之外发现中国

生命之道

中医的物、思维与行动

A Way of Life

Things, Thought, and Action in Chinese Medicine

[美] 冯珠娣 著

刘小朦 申 琛 译

赖立里 校

江苏人民出版社

图书在版编目（CIP）数据

生命之道：中医的物、思维与行动／（美）冯珠娣
著；刘小朦，申琛译. -- 南京：江苏人民出版社，
2023.3

（海外中国研究丛书／刘东主编）

书名原文：A Way of Life：Things，Thought，and
Action in Chinese Medicine

ISBN 978 - 7 - 214 - 27881 - 4

Ⅰ. ①生… Ⅱ. ①冯… ②刘… ③申… Ⅲ. ①中医学
—研究 Ⅳ. ①R2

中国国家版本馆 CIP 数据核字（2023）第 014366 号

书　　　　名　生命之道：中医的物、思维与行动
著　　　　者　[美]冯珠娣
译　　　　者　刘小朦　申　琛
责 任 编 辑　康海源
特 约 编 辑　周丽华
装 帧 设 计　陈　婕
责 任 监 制　王　娟
出 版 发 行　江苏人民出版社
地　　　　址　南京市湖南路 1 号 A 楼，邮编：210009
照　　　　排　江苏凤凰制版有限公司
印　　　　刷　南京新洲印刷有限公司
开　　　　本　652 毫米×960 毫米　1/16
印　　　　张　10.75　插页 4
字　　　　数　104 千字
版　　　　次　2023 年 3 月第 1 版
印　　　　次　2023 年 12 月第 3 次印刷
标 准 书 号　ISBN 978 - 7 - 214 - 27881 - 4
定　　　　价　40.00 元

（江苏人民出版社图书凡印装错误可向承印厂调换）

序 "海外中国研究丛书"

　　中国曾经遗忘过世界，但世界却并未因此而遗忘中国。令人嗟讶的是，20 世纪 60 年代以后，就在中国越来越闭锁的同时，世界各国的中国研究却得到了越来越富于成果的发展。而到了中国门户重开的今天，这种发展就把国内学界逼到了如此的窘境：我们不仅必须放眼海外去认识世界，还必须放眼海外来重新认识中国；不仅必须向国内读者迻译海外的西学，还必须向他们系统地介绍海外的中学。

　　这个系列不可避免地会加深我们 150 年以来一直怀有的危机感和失落感，因为单是它的学术水准也足以提醒我们，中国文明在现时代所面对的绝不再是某个粗蛮不文的、很快就将被自己同化的、马背上的战胜者，而是一个高度发展了的、必将对自己的根本价值取向大大触动的文明。可正因为这样，借别人的眼光去获得自知之明，又正是摆在我们面前的紧迫历史使命，因为只要不跳出自家的文化圈子去透过强烈的反差反观自身，中华文明就找不到进入其现代形态的入口。

当然,既是本着这样的目的,我们就不能只从各家学说中筛选那些我们可以或者乐于接受的东西,否则我们的"筛子"本身就可能使读者失去选择、挑剔和批判的广阔天地。我们的译介毕竟还只是初步的尝试,而我们所努力去做的,毕竟也只是和读者一起去反复思索这些奉献给大家的东西。

刘　东

本立而道生
——陆广莘《中医学之道》,第 5 页

目 录

致 谢

首先感谢戴尔·马丁(Dale Martin),他在2017年秋提名我在耶鲁大学特里讲座(Terry Lectures)发表演讲。在此之前,我俩各自花了很多年的功夫阅读关于"身体"的一些罕为人知的材料;而在纽黑文①之后,我们一直在这一主题及相关话题上持续进行着非常愉快的交流。戴尔比任何人都明白钻研与现代西方相距甚远的文献是一件苦乐参半的事情,他对我探索中医的支持对于本书的写作起到了关键的作用。

另外,2017年我在耶鲁大学结识了特里讲座委员会的许多成员,他们都是非常友好的东道主和有趣的对话者。在我暂住纽黑文的时候,我从很多人那里学习到了许多有益于本书写作的东西,这些学者包括鲁大伟(David Luesink)、韩森(Valerie Hansen)、詹姆斯·范·佩尔特(James van Pelt)、玛丽·伊夫林·塔克(Mary Evelyn Tucker)、戴慧思(Deborah Davis)、萧凤霞(Helen Siu),以

---

① 耶鲁大学所在地。

1

及无比慷慨的黑兹尔·卡比（Hazel Carby）。我也非常感激耶鲁大学出版社的让·汤姆森·布莱克（Jean Thomson Black），他在讲座与书稿准备的过程中给予我很大的支持。

从某些方面看来，我的系列演讲是一个谦卑的翻译项目。因为我使用了大量中国学者和医生的著作来努力刻画中医的"物、思维与行动"。其中一些学者的写作对我自己的工作有着启发性的作用，我也在本书中做了相关引述。我希望读者们能够透过我这扇翻译的小窗，看到中医学的文献是多么丰富。

在北京，赖立里一直推动我在写作与出版中对于中医学进行更好的解读。刘成对于医学与健康始终有着打破常规的洞见，这也让我赞叹不已。早在芝加哥的时候，高荣（Colin Garon）便成了我研究中医学的同道，如今他仍然向我提供着从北京的临床与学习中产生的观察与解读。中国中医科学院的张东，同时也是本书附录 2 的作者，给我的哲学生涯带来了新的启发。谢谢你们。

自 2012 年起，我一直定期参与"翻译生命力小组"（Translating Vitalities Collective）的活动，这个小组充满创造力的合作令我受益匪浅。我希望翻译生命力小组的同道们能够认可《生命之道》，将其作为我们正在进行中的合作项目的一项成果。这包括我和拉里萨·加萨列维克（Larisa Jasarevic）一时兴起开展的实验"Bee-Coming Unfolded"，以及在身体空间（Somatosphere）项目中与蒋熙德（Volker Scheid）、克莱尔·图梅（Clare Twomey），苏珊·科克伦（Suzanne Cochrane）以及文森特·杜克洛斯（Vincent Duclos）的工作（参见网站www. translatingvitalities. com）。

在芝加哥，何伟亚（James Hevia）在本书写作过程中阅读了全部初稿,他迅捷有效的编辑激励着我写完了此书。我也受益于朴亨珍出色的手稿准备工作以及令人愉快的探讨。梅乐安(Anne Ch'ien)也一直在提醒我,仔细地在研究工作中运用中文资料永远是非常值得的一件事。虽然这些演讲稿完全由我一人写就,所有珍贵的友谊和陪伴都默默体现在了字里行间。

第一章 中医之内与之外：科学、文明与实践

必须承认，听到有人谈论深刻的东西总是让人既好奇又着迷，即使我们和争论的对方都不能理解它们。我们因问题而激动，我们感到浩瀚的存在。

——威廉·詹姆斯(William James)，《实用主义》

耶鲁大学的德怀特·H. 特里讲座，自 1923 年成立之初即确立了将科学与宗教联系在一起思考的宗旨，为人们能够听到关于深刻事物的讨论提供了宝贵的机会。我在 2017 年特里讲座中谈论了中医内外的物、思维与行动，本书便是由这些内容拓展而成的。在这三次讲座中，我讨论了处理这些基本问题的中国方式，由此引出对于传统医学的多元世界，以及对普遍意义上的人类经验同样重要的问题。

以这样的方式探究物、思维与行动，我自有其理由。我在 1982 年第一次阅读到中文写就的中医学材料，对这一时

刻我记忆犹新。当时我坐在广州中医学院的一间闷热的宿舍里，面前是导师给我拿来的一摞新出版的中医教科书。翻阅过几本书之后，我惊喜地意识到我已经获得了理解一种现实、一种理性，以及一种伦理行动的路径；在此之前，中医对我来说几乎是完全陌生的。

那个开始阅读中医的傍晚带给我的快乐始终伴随着我的学术生涯，我也一直致力于解开与重温那种快乐的感受。我对广州中医学院的老师们心怀感恩和义不容辞的责任感，而这也成为我从事写作时的动力源泉。那些老师以及教材——有些教材就是由这些老师撰写的——向我打开了新世界的大门，给我传递了一种全新的思维方式。① 在这本书中，我继续自己毕生的努力：更好地理解和翻译各种各样的关于中医的"争论"、逻辑与实践。虽然我能够清楚地理解和阅读现代中文的中医教科书，但是据我所知这个领域的很多东西是相当专业的，很难通过英文来理解。可别怪我没提醒你们！我不是医生，也不是任何意义上的治疗师，我把自己当成对所生活的不同世界之间充满激情的翻译者。我希望我在不同语言与世界之间的翻译可以与读者对话，这样的读者应该是充满了对各种事物的好奇心，有些人的好奇心还相当深刻。或许我可以说服那些对"聆听关于深刻事物的讨论"着迷的人，对中国"传统"医学的人类学研究可以使得一种古老而不断变化的亚洲语言，一种我们不熟悉的具身化的形式，以及当代实践中趣味横生的场所

---

① 关于 1980 年代中国医学与科学出版的变迁，参见 Farquhar, "Rewriting Traditional Medicine."

在我们的想象中变得触手可及。从某种意义上讲，这一系列讲座和这本书代表着我自己的努力，并希望能够重新唤起——我希望对于我的读者来说也是如此——从全新的方式来思考艰深的事物所带来的"问题刺激"。也许中医和其他我们更熟悉的科学与宗教一起能够给我们打开一扇扇门，准许我们从新的和更为深远的角度来"感觉浩瀚的存在。"

处理关于科学与宗教，知识与信仰，甚至真理、美与善良的议题，我是站在巨人的肩膀上的，其中一些人还曾在过去的特里讲座中发表演讲。我首先想到的是李约瑟（Joseph Needham），他曾于1934年在耶鲁的特里讲座中演讲。那时候他是个生物化学家、实证主义的批评者，以及对"有机体论"（organicism）近乎宗教信徒般的信仰者，后来他才开始了与中国科学史的不解之缘。① 我也想到了杜威（John Dewey，1933—1934年主持特里讲座），他是一位实用主义者和教育家，曾在李约瑟前一年主持特里讲座，他的演讲正好与更早的威廉·詹姆斯（William James）在波士顿所做的演讲相得益彰。本章一开头的引文正是利用了后者的评论，它表达了作为一种实践场域的哲学彰显出的魅力。

———————————

① 在李约瑟的《中国科学技术史》中有很多关于生物哲学的反思，他在书中表达了对于生物体系的有机体论解读的信念，并反对"牛顿式"的化约主义。参见 Needham, *Science and Civilisation in China*, 2：291—293.

其他一些特里讲座的演讲者也吸引了我的注意。① 我们需要重提一下亨利·西格里斯特(Henry Sigerist,1939 年特里讲席)，他是一位历史学家兼医师，他的研究促使了医学史从生物医学的自我炫耀转变为全球治疗(其中很多都是"宗教的")的比较史。另外还有其他人类学家，诸如玛格丽特·米德(Margaret Mead)、克利福德·格尔茨(Clifford Geertz)、玛丽·道格拉斯(Mary Douglas)，他们每个人都为过去科学与宗教研究中的普世性追求带来了不同的相对化的取径。还有研究亚洲宗教的历史学者罗培兹(Donald Lopez)和温迪·多尼格(Wendy Doniger)，他们教会了人类学家如何审视信仰与阅读他者的世界。我也可以提一下保罗·利科(Paul Ricoeur,1961—1962 年特里讲席)和芭芭拉·赫恩斯坦·史密斯(Barbara Herrnstein Smith)，他们在人类学和科学研究领域都很有影响力。最为首要的是，耶鲁大学这一年度讲座系列对于科学与宗教概念有着持续不断且极富吸引力的关注，这也激励了我重新参与到美国实用主义的传统中。我于 1980 年代初在广州进行博士论文的田野调查，当时我的主导师是黄吉棠先生，他的求知欲与热忱仍然萦绕于本书对于中医学的讨论中。他认为自己是杜威的直系门徒，他于 1949 年之前曾在香港学习实用主义哲学。

我不打算再在这篇导言中列举更多巨人的名字了，我

---

① Sigerist, *Medicine and Human Welfare*；Mead, *Continuities in Cultural Evolution*；Geertz, *Islam Observed*；Douglas, *Thinking in Circles*；Lopez, *Scientific Buddha*；Doniger, *Against Dharma*；Ricoeur, *Freud and Philosophy*；Smith, *National Reflections*.

想在开始再次特别提及李约瑟。在 1934 年的特里讲座之后，他以数年时间从哲学、文献学，以及历史学路径深度发展中国科学史研究。在他 1995 年去世之前，已经有 50 年全身心投入规模宏大而权威的《中国科学技术史》(*Science and Civilisation in China*)编纂中，并产出了这一系列最具影响力的多卷本作品。任何人想要进行关于东亚长时段历史中的文化、技术与哲学的研究，他的作品仍然是必读的研究出发点。

李约瑟是一位充满争议的思想家。甚至在他 30 多岁时便已超越了他所处的时代。作为生物化学家，他也曾是特里讲座中最年轻的主讲人之一。他那时的科学研究特别关注有机体的形态发生学。① 当世界大战在东亚爆发后，李约瑟选择了研究中国科学史的道路，当他断言中国过去的知识体系是科学的时候，他饱受了前所未有的争议。李约瑟厚重的多卷本《中国科学技术史》研究计划的成果在 1950 年代陆续由剑桥大学出版社出版，并由此为公众所知。20 世纪中叶出现了一批开创性的科学史和科学社会学学者，我们可以想到罗伯特·墨顿(Robert Merton)，乔治·萨顿(George Sarton)，约翰·戴斯蒙德·贝尔纳(John Desmond Bernal)，乔治·康吉兰(Georges Canguilhem)，卢德维克·弗莱克(Ludwik Fleck)，加斯东·巴什拉(Gaston Bachelard)，还有后来的托马斯·库恩(Thomas

---

① 我觉得李约瑟这方面的兴趣也预示了他后来会转向中国思想。甚至从词源学上来看，"形态发生学"(morphogenesis)的概念有着怪异的"亚洲"渊源，并且与中医学、传统中国科学(参见 Nappi, *Monkey and the Inkpot*；Farquhar, "Objects, Processes, and Female Infertility"；Farquhar, "Multiplicity, Point of View, and Responsibility")，以及中国的形而上学作品(例如《庄子》)中的某些论断有着相当的一致性。

Kuhn)，李约瑟正是这批卓越学者中的一个。他们的作品着重关注对科学真理的相对化和历史化，并论证科学事实中的社会性的成分并不比真理性的成分少。米歇尔·福柯(Michel Foucault)特别依赖医学与生物学史家乔治·康吉兰的作品，并进一步拓展了这一领域，使得真理与知识不仅能够被置于社会实践中考察，也能够将其深刻地历史化。① 他们的研究展示了理性与客观的知识有赖于人类集体对事实的生产与配置工作，因此欧洲和"西方"的科学并非从谬误到真理、从黑暗到光明的简单进步式的发展，科学也有历史，真理亦有社会生命。② 真理的历史以往被认为是一段凯旋的征程，它通往着对一个客观事实的更加完美的描绘，但以上诸位学者的研究从多个不同的方面显示了这种看法的不足［至少比他们晚一个世代的社会学家约翰·劳(Johan Law)最近把这种对科学的认知称为"一元世界性的世界"(One-world world)］。③ 在这些科学史家所做的比较史学研究中，欧洲前近代的物理学、化学、天文学和数学与历史上东亚的同等知识与实践分支被视为是类似的体系，尽管东亚地区在很长时间里都被看作是宗教、魔法与神秘

---

① Foucault, "Introduction" to Canguilhem, *Normal and the Pathological*.
② 科技与社会研究(STS)已经转向在行动者网络中"建构"的历史，这些行动者既包括人类、也包括非人类。可参考 Latour, *Pasteurization of France*；Latour, *Pandora's Hope*；Pickering, *Mangle of Practice*；Rheinberger, *Epistemology of the Concrete*；Daston, "Introduction" to *Biographies of Scientific Objects*；Mitchell, "Can the Mosquito Speak?"关于这种人类与非人类行动者共同建构的历史，人类学家卡斯珀·布鲁恩·詹森(Casper Bruun Jensen)在"New Ontologies?"一文中做出了精彩的讨论。在这个意义上，20 世纪的科学史家秉持的是更为狭义的社会学取向，他们只对人类的知识和行动感兴趣。
③ Law, "One-World World?"

主义之土，而非事实与客观性之地。知识的比较史或世界史研究很快便证明了世界上存在不止一种进步形式，也不止一种世界需要被理解。① 的确，在李约瑟自己做的比较研究中，中国的科学有时候看起来比同时代西方的知识体系更加"先进"。②

　　我在 1980 年代晚期曾在剑桥的李约瑟研究所有过一段愉快的短期研究经历，并在那时见到过李约瑟和他经常合作的学者鲁桂珍。当时他们已经开始了《中国科学技术史》第六卷的写作计划，主题是中医学与生物学史，我便趁此机会询问鲁教授他们进行到了哪一步。③ 在那个时候，对于很多领域和时段的中文材料，鲁桂珍和李约瑟已经显露出他们极强的敏锐性，他们不仅仅有着对中国思想史百科全书般的把握，也在翻译和如何定义科学性的问题上发展出了一套独具特色的研究路径。对于欧洲以外知识的历史，他为相关的学术研究和权威性的批判研究定下了标准。他们深入细致的调查确认出了许多东亚前近代历史上的科学与专业流派④，他们的作品也开始彻底改变了世界对于"中

---

① 关于本体论上的多元主义，参见 James, *Pluralistic Universe*，以及 Connolly, *Pluralism*.

② 在某些领域，这种说法毫无疑问是正确的，比如天文宇宙学，气象学，某些数学，诸如水利工程、冶金术、纺织和印刷之类的技术工程领域，以及其他形式的复杂的制造业。参见 Needham, *Grand Titration*.

③ 在那时李约瑟的帕金森综合征已经到了晚期，尽管他仍在积极指导《中国科学技术史》的研究，但已经很少出现在李约瑟研究所图书馆中，也很少接受采访了。在鲁桂珍过世三四年后，他也于 1995 年去世。鲁教授很亲切地同意了和我谈话，尽管当时的我只是一个年轻的短期访问学者。

④ 关于中国科学与历史中"流派"的观念，参见 Scheid, *Currents of Tradition*. 任应秋采用了"学派"的说法来组织他那于 20 世纪中叶出版的重要的中国医学史著作，也由此创立了中医学院课程中围绕"各家学说"的一系列教学课程。

国文明"的看法。尽管他们的表述也或多或少受到了东方主义转向的影响，李约瑟的研究计划仍然使得世界认识到了在传统亚洲的海量文献中记载着非常复杂的科学与技术成果。

我知道中医学与中药学的主题非常接近鲁桂珍的心之所向与研究专长，但当我见到鲁教授的时候，《中国科学技术史》计划对于这一宏大的主题尚没有多少已经发表的成果。毕竟，她是一位中药师（和所有的草药师一样，他同时是一位中医）的女儿，而她自己早期的训练主要集中在生物化学。与李约瑟一样，她似乎也是一位有机体论的坚定信奉者。当时我坐在鲁教授的办公室，问起她何时可以见到权威性的英文版中国医学史面世。① 鲁教授摇摇头说，"也许这部书永远也不能完成。"问题在哪里呢？鲁教授叹了一口气说，"中医，是无法翻译的。"

这个说法，我可以同意。彼时我自己刚刚完成了关于现代中医实践的英文专著，也发现所有的翻译体系都不尽如人意。不过我的问题与她的问题不尽相同。鲁桂珍与李约瑟所遭遇的问题来自他们自身的历史写作与认识论的理念。归根结底，他们还是对现代科学为代表的普世性真理充满信念，因此在翻译中依赖了相当多的英文科学词汇。一份 1980 年出版的"计划说明"清晰地体现了这种研究取径，其中对医学卷的内容作出了展望，它主要关注的是医学知识的不同类型，包括诊断和预后、疾病、免疫学、神经病

---

① 那时候已经有一部英文写作的中国医学史存在了，那便是王吉民和伍连德的 *History of Chinese Medicine*（《中国医史》）。这本书大部分都在论述生物医学在中国的近期发展，其中只有一章讨论了中医学的历史，而且并没有达到李约瑟和鲁桂珍的项目所代表的学术高度。

学、五官科学。虽然这些标题显示出来的是足够常识性的东西，但所有这些都可以被视作对中医学历史实践与相关术语的"糟糕翻译"。这个报告承诺说会有一个主要的部分关注"针灸"，李约瑟和鲁桂珍二人也在 1980 年针对这一主题发表了研究成果。① 计划说明中的"医学卷"成了《中国科学技术史》中永远都不会完成的一部分，而它的架构——从翻译者的术语来讲——告诉我们，翻译的出发点是前现代中国的"信仰"，而翻译的对标是精细化的现代英文"科学"。

需要马上做出说明的是，李约瑟与鲁桂珍的杰作依然是关于前现代中国思想的英文写作中最为敏锐且令人敬佩的重要文献。《中国科学技术史》第二卷，中国科学思想史，一直是所有致力于从文献学、形而上学、美学和独特文化意涵入手分析中文文献的学者最为主要的参考资料。《中国科学技术史》中描绘的中国知识与实践的世界细致、新颖、实实在在。但是，如果你仔细考察一下李约瑟与那些最早的合作者们在工作中使用的范畴，以及他们为组织那些海量的历史事实所设计的分类体系，便可清楚地发现，他们作为中国科学史家的目标是非常欧洲中心和现代主义的：如果要从中文经典中产出一部科学史，那它最终需要摒弃中国宗教与宇宙论中积累的迷信成分，并彰显出经典中科学真理的内核，而这种科学真理也是 20 世纪观念认知中的科学事实。为达到这一目的，他们几乎彻底地重新组织了东亚历史体系——或者说流派——中的思想。从根本上讲，这仍然是一种进化的历史，或者"知识进步"的取向。这点

———————————

① Lu and Needham, *Celestial Lancets*.

9

在"李约瑟难题"中已经有了很多讨论。① 而鲁桂珍将理解中医的困境视为一个"翻译"的问题，在这一点上她是正确的，"翻译"的问题也深深折磨着医学领域。在她（或许也包括李约瑟）生命中最后的时刻仍然被这一难题所困扰。②

翻译对我来说也是首要的问题。的确，翻译通常都难以忠实地再现原文的意涵。我也花了很多时间来阅读关于翻译的批判性文献，在那些将翻译作为核心关切的研究领域，这样的共识我是同意的：翻译是不可能的任务，然而翻译也一直在进行着（参见栏 1）。尽管有过度解读鲁桂珍那句感叹的嫌疑，我发现在我自己关于中医的研究中，"翻译问题"与特定的哲学信仰有着根深蒂固的关联。我与李约瑟研究计划的不同在于根本上的哲学差异，这种差异也是相当顽强的。李约瑟深信现代科学在认识论上的优越性，他认为世界知识的演进会通往对同一个世界越来越好的解释，对于这一点我难以苟同。

---

① Hart，"On the Problem of Chinese Science"；Scheid and Virág，"Introduction to History of Science."

② 现在距离我面见鲁教授已经过去几十年了，请允许我在此为这个故事画上句号。我当时询问的《中国科学技术史》计划中的第六卷包含了广义上的生物科学内容，现在已经作为六部专著出版了，所有这些专著都源自与其他中国学者的广泛合作，李约瑟和鲁桂珍在 1990 年代相继去世后，这些学者仍然在继续《中国科学技术史》的研究工作。1986 年出版的卷六的第一部主要探讨植物学，这也是受鲁桂珍影响最为明显的一部。卷六中最像一部医学史的是其中的第六部，主要内容汇集了鲁桂珍与李约瑟的一些中医主题相关的零散作品，并由席文（Nathan Sivin）编纂而成。席文对于翻译问题的处理与李约瑟和鲁桂珍很不一样。在他精彩的导论中，他讨论了他与李、鲁二人的差异，并表达了他自身对历史编纂学的态度。他在处理中医学翻译的难题时比绝大多数学者都要硬核，并自创了一套非常朴素而实用的术语。但在他关于中国科学史的丰富作品中，并没有一部详尽的中国医学史。

栏1　翻译:从"李约瑟问题"谈起

"翻译即叛逆"(*traduttore，traditore*),这个意大利的俗语道出了所有翻译努力中都非常折磨人的概念性难题。的确,李约瑟和鲁桂珍的翻译以现代科学为导向,这在一定程度上导致了对古典医生使用的中文的背叛。到了1950年代,现代东亚世界为了专业用途发明出了诸多现代医学事物的中文术语(包括荷尔蒙、窦道、微生物、脊柱等等),它们还很可能被反向投射到历史文献中,用来组织"传统"医学中的生物学洞见。这些现代的术语曾被用于翻译之中,如今仍可为翻译做观念上的准备。但鲁桂珍教授以历史的视角来阅读经典文献,这些术语显然不能满足她的需要。她太了解档案文献自身的术语,而生物医学术语的指示物与中医学专家们几个世纪以来思考与行动的对象离得太远了。

此外,很多前现代的中文术语明显没有相应的英文词,从解剖学和生物动力学等西方语言的新语汇中为它们搜寻对应词便成了《中国科学技术史》项目中的另一项并行的难题。可以理解的是,鲁教授很不愿意用那些笨拙的、甚至在她眼里是半宗教性的翻译,她觉得这会让中医学中的事实看起来完全是虚幻而怪诞的。最重要的是,李约瑟和鲁桂珍并不想将中国知识翻译成看似魔法、宗教或迷信的东西,毕竟它们是在为科学史添砖加瓦。

鲁教授并没有和我谈及这些问题,但在中医学中那些非解剖学的事物面前,我们都面临着特别的挑战:这不仅仅包括气及其在身体中运行的路径,还有命门、三焦这些功能性的系统，它们说起来有点儿像体内器官，但任何解剖员或解剖病理学家都无法找到它们。当阅读中文材料时，这些实体很容易就能被接受和使用，但当用英文词汇提及它们的时候，几乎不可能把它们作为自然存在的物体。如果没有实体性，那科学何在呢？它无疑不可能是现代的！①

鲁桂珍的叹息道出了中医不可翻译的无奈，但事实上如今中医被"翻译"到了全世界，考虑到这种状况，对于翻译更为宽泛的理解似乎应该成为探讨当下及过去科学与宗教关系的必要起点。将李约瑟和鲁桂珍的项目进行仔细分析，以期为不同世界观和实践体系之间进行科学翻译的前景和危机提供经验教训，这一定会是个非常吸引人的课题。不过这个批判性的课题也会令人相当沮丧。在一个真理与治疗清晰而一致的世界中，没有人想要去当这个叛徒。也许在鲁桂珍跟我说中医学不可翻译时，她也在表达她并不愿意背弃中医学术语、观念和实践的真正意涵。倘若如此，她不得不将中文里完美而得体的能指（signifier）错误地翻译成一门外语的词汇；在这个语言与行动不断变化的世界中，这样做的风险太大了，会危及它们的生存。

至少在我的领域已经形成了一种习惯，我们并不简单地把翻译作为一种在"语言"之间互相转换、规整词与义，并在过程中仅仅处理概念的事情。在人类学中，已经有了相当多针对一种语言模式中的智识偏见的批判

---

① Daston and Galison, *Objectivity*.

和重组，这些偏见假定产生观念的不同思维（然而却忽略了身体和世界）之间是可以相互交流的。① 我们不再用交流（communication）一词，而更倾向于说流通（circulation）、交易（traffic）、转移（transfer）和转导（transduction）。在所有这些流动性之中，我们试图关注伴生的转化（transformation），这不仅仅是发生在书本上的词汇变形，也同样是生命形式的转变，物之本质的改变。所有事物都在发生变化：分子生物学中的蛋白质之间也在发生着信息的翻译和"转录"。证据在实验台和社区医院的病床之间被转译。所谓的发展中国家从美国政府机关学习制度形式，并根据新的环境进行重组再造。在具体的历史情境下，曾经看起来非常稳定的物或实体也变成了一个新的概念"关切之物"（matters of concern）。在民族志中翻译的尝试在本质上便是政治性的。后殖民研究强调，不同语言在真实世界的展演与相互转化中可以识别出权力与价值的顽固的不对称性。②

　　当翻译变成了一个在具有部分可通约性、并非完全不可知的多样世界里对实体、力量和行动者（也包括概

---

① 参见 Sapir, "Unconscious Patterning of Behavior." 相对更早的，对于语言有些更加非直接的唯物主义取向的研究，包括 Bakhtin, "Discourse in the Novel"和 Foucault, *Order of Things.*

② Latour, *Inquiry into Modes of Existence.* 关于后殖民翻译研究，参见 Asad, "Concept of Cultural Translation"和 Niranjana, *Sitting Translation.* Niranjana 强调翻译中破坏性的潜力，这种研究取向与本书的目标很相近。另见 Liu, *Translingual Practice.* 我在这里的一些措辞受惠于苏珊·盖尔（Susan Gal）教授，在芝加哥大学，她带给我很多翻译上的启发。

念）进行转移和转化的问题时，我们会更容易发现没有什么是不被翻译的：翻译往往已经在进行中，即使在被确认为同一语言的世界深处也是如此。只要我们不是那些质疑一切并以自我为中心的半存在（half-existence），并希望与他人联结与交流，我们总是禁不住去翻译。任何像我一样在非母语区域有工作经历的民族志学者都会无奈地注意到一个长期存在的问题。基于在中国南方农村地区的田野经历，我将其称为"基底翻译"（infra-translation）：我们作为一个外来者费尽心机去尝试理解"当地人"说的话，同时值得注意的是，"当地人"也面临着同样的困难。"你说什么？再说一遍？你说你看到了谁？对不起，我忘记了。"在餐桌上、电梯里以及电话中，我们都不知多少次听到这些话了。

在翻译中，我们不断面临着失败：魏理（Arthur Waley）和其他人寻找的"正确的翻译"很多时候并不存在。[1] 也许通过参与高度差异化的翻译实践才能让我们清楚地看到务实的必要性：对于批判性的人文学科来说，规范我们的语言和概念是不够的，完全而充分的交流是一个不断后退的目标。

然而，我们仍在朝着正确的措辞、生动传神的形象和结构努力，以真正把握、澄清和传递一些另类和差异。当我们发现陌生事物被恰当地传达时，我们会兴奋不已。其中一个在传达中的现实可能就是这个具有共同重要性的经典领域："身体"。身体常常被看作一个具有

---

[1] 关于魏理，参见 Morris, ed. , *Madly Singing in the Mountains*.

解剖学结构的容器，其中承载着抽象性的个人，然而这种认知并非人类存在的普遍性基础。活生生的身体——如同在医学实践中被生产和凸显的具身化形式一样——总是充满着惊喜。当我们开始着手将中医学的物、思维与行动翻译成患者的经历时，新的、不可思议的世界便出现了。① 这本书即旨在通过语言来阅读这些令人出乎意料的世界。

　　从这里开始，我们便接近特里讲座的主题了，我自己关于物、思维与人类行动的报告也在此真正开始。作为人类学家，我长期从事传统中医学的研究，基于我自身的经历，我认为，医学——包括所有的医学——是宗教与科学（无论如何定义"宗教"和"科学"）关系中的特例。由于临床医学具有相当的实践性，并充满着令人不安的意外和不受控制的变量，很多人都认为不能把它当作一门科学。临床医生和医院管理者长期为"从实验室到临床"的知识转运的复杂性争执不下，随着新兴的生物医学专业"转译医学"的出现，人们已经认识到实验室与临床是有距离的。每一个临床医生都知道，想要达到预期的治疗效果，不能简单地将科学知识机械地运用到复杂多样的人体之上。此外，尽管"对医师的信仰"经常被用来解释发生于所有医学场景的小奇迹，但大多数现代学者都拒绝接受在治疗体系中信

————————

① 针灸师钦齐娅·斯科尔宗（Cinzia Scorzon）最近一直在患者随访中请他们用语言表述自己在治疗中的感觉和反应。对那些认为常识性的现代主义的身体是理所当然的人来说，这个多元化群体所报告的经历充满着惊喜。关于另一个类似的、与中医相关的将"worlding"用作动词的例子，参见 Zhan, *Other-Worldly*.

仰本身可以治愈真正的病患。因此，医学不仅不是科学，它也并非宗教。①

席文是我的老师之一，他总是能启发我的灵感。他曾说过，在世界所有地方的医学都更像一门艺术或技艺而非科学，更像一种文化形态而非自然科学。② 这种说法可以用于任何形式的医学，包括广泛分布在全世界的民间医学，亨利·西格里斯特也曾在他 1939 年的特里讲座中表达了将世界医学看作各种文化形式的兴趣。我曾尝试向受过良好教育、信奉科学并使用西方生物医学的中国人介绍这一观点，他们欣然接受了。毫无疑问，他们都认可即使在最先进的临床领域都有很多不确定性在上演（比如关于病因讨论，参见附录 1），他们希望医生不仅了解最新的科学进展、使用最好的技术，同时更应该对于手头的具体情况有客观判断力、想象力，并富有技巧性和专注力。尽管医学同时利用了科学与信仰，但最核心的仍然是艺术，这种观念便要求我们以美学和诗学的方法去理解世界医学。医学是极少数的兼具美好与庄严的集体事业，我担心这一讨巧的方法可能会使医学显得琐碎和边缘化：毕竟每一种类型的医学都会用手头最好的工具来处理人类的病痛。

---

① 我的一位在美国执业、并有着医学博士和哲学博士双学位的朋友在他的个人网站上说他自己"对于循证医学有着宗教般的信念。"从病人的角度，我可以讲述很多在日常的临床工作中遭遇或注意到的有关魔力和神秘力量的小例子。这些洞见来自于我多年在生物医学门诊中遇到的友好而正直的医生们，以及巴里·桑德斯（Barry Saunder）和延斯·福尔（Jens Foell），两位卓越的"医学魔法师"，我在此感谢他们。

② 参见 Lloyd and Sivin, *Way and the Word*. 在这部清晰的比较研究中，席文将中医作为科学（复数的科学）的一种，尽管他拒绝在谈论任何前现代中国知识与实践体系时使用抽象的、认识论意义上的科学（单数的科学）概念，甚至对于数学也是如此（第 227 页）。

　　请允许我回到特里讲座提出的科学与宗教关系的挑战，我坚持认为，医学作为一项人类为之奋斗的事业，它极大地挑战了科学与宗教截然两分的观点。2018年8月份，当时我正在准备这一系列讲座，在翻阅早报时偶然看到一个"大学一日"的广告，上面安排了一位布朗大学的生物学家肯尼斯·米勒(Kenneth Miller)的演讲，题目是"宗教与科学的对立：永恒的冲突？"(Religion vs. Science：Forever in Conflict?)这也让我下决心去证明，科学与宗教并非截然不同的东西。我并不是想去质疑米勒教授理解中的科学或宗教——当然我也并不知道他计划讲些什么，我想要质疑的是那个小小的、经常被放到二者之间的"对立"(versus)。① 我希望能够向读者展示，人类学观察及其实践导向从很多方面都表明了：在实用主义的意义上，科学与宗教并没有本质的区别，它们之间的区别并不比威廉·詹姆斯的彻底经验主义中物与思维的确定性差异要多。② 在诸多的科学史家和科学社会学家之后，在李约瑟和其他的比较学家之后，在我们面前便不再存在两个突兀的、需要确立两者之间关系的术语了。我们很多人都有着这样一种宗教般的执念，那便是在我们的医学研究中心所践行的生物医学是科学的，同时我们也坚信其他的治疗形式总有些宗教的成分。在我们的核心课程和公共文化中，都对生物医学的科学本质和"文化"的迷信内核有着强烈的信仰。此外，我们还在结构上将两种事

①　肯尼斯·米勒的个人网站显示，他很可能在进化生物学的课上受到来自神创论学生的质疑，因而被迫运用这种修辞。关于"versus"，参见 Smith, "Religion, Science, and the Humanities."

②　James, *Essays in Radical Empiricism*, 5—6.

物分开：对于公认的信仰，我们满足于由医院的牧师办公室或神学院来管理，或者诉诸于心理学的病房。同时临床医生被鼓励去依靠统计学的"循证"，以期量化的科学能够降低他们行动中的不确定性。然而如今证据往往被表述为概率性的，并非因果的确定性。在这种对于宗教与科学之间的差异与距离的制度化信念中，我们继承了来自于 20 世纪的关于世俗化真理的哲学议程以及实证主义认识论的伟大作品，他们将科学的客观性与宗教领域的形而上学、文化信仰、终极意义和精神生活做了截然的区分。但是我们并不需要屈从于实证主义所强化的真理的区分，我们也并不需要把常常放在宗教与科学之间的那个小小的"对立"（versus）攥在手心。

当我们将视角转换到任何非欧美的系统知识形式时，当我们像历史学家和社会学家很早就开始的那样做比较研究时，实践中的科学——特别是在临床领域，当然在实验室里也是如此——便展现出它"迷信"与"魔法"的特征。任何未经验证而构成物理学基础的形而上学假设，哲学理性主义者所坚信的具备普世性的基本类别——诸如空间、时间、物质和精神（威廉·詹姆斯和其他彻底经验主义者对此曾有过精彩的批判）：这些都不是所有人类思维与知识的必要条件。正如一百多年前涂尔干（Émile Durkheim）在其《宗教生活的基本形式》中所证实的那样，这些概念都是社会建构出来的特殊的文化与宗教信仰。社会构成多种多样，知识与信仰、科学与宗教都是在高度差异化的社会实践中被建构出来的，正因如此，我们继承了一个多元的宇宙，这也要求我们像哲学家一样从差异中进行深度的了解。

　　我在文中多次用到了那个令人头疼的代词"我们"，对此应该有所说明。我的这些演讲是讲给谁听的呢？在这本关于中医学的书中，什么读者会遭遇到那些相当陌生的物、思维和行动呢？这些"差异"与我们——作为本书的作者，我也包括在其中——的常识又有何不同呢？对于这些问题的答案与我对于翻译的态度相关（参见栏1）。技术知识体系的翻译者都非常了解这一点：数百年来文化与语言的全球化产生了大量的混合物与杂交体、技术转移与现代化，即便如此，仍然有很多顽固的地方性事物需要用"外来"的语词指代。与其颠覆这些指代的地方独特性，不如在翻译过程中接受他们的陌生感。特里讲座的英语世界的读者可能会在中医写作中那些不顺畅、不习惯的观念与形象面前畏缩不前。本书的附录2就包括有很多类似的实体与过程的例子，它们在被约翰·劳批评过的"一元世界性的世界"中是行不通的。从这些困惑的经历中，我知道"我们"——这一在英文世界里用来指代常识性世界的松散集合体——需要学习的还有很多。

　　我们以哲学家的身份从差异中学习，但我们同样也是作为脆弱的身体和勤勉的行动者在学习。如今不断塌缩的世界给了我们更多的机会去感受从不同角度思考带来的问题意识上的刺激。在这一系列的特里讲座中，我鼓励你们为自身去阅读传统中医学的著作和实践，并邀请你们在头脑中为这一非西方医学和思维方式中的物、思维和行动留下一席之地。在下面，我用整个第二章来为一些"物"进行定义和描述，这些物是中医师在临床工作中所见，并在治疗众多病患时发挥了有效的作用。这些物包括气、经脉、味，以及三焦和命门这些一般的功能性器官，它们在全球健康话语中一直富有争议性，不过我认为它们和甲状腺、免疫、新陈代谢或致病压力（pathogenic stress）一样真实，或者一样不真实。[①] 正是在物——那些在中医世界特有的存在——的领域引发了关于真理的论战。这在美国尤其如此，我被反复告知中医专家表述的那些实体是荒谬而怪诞的，并没有任何科学上的依据。在第二章关于物的讨论中，我并不要求大家去接受幻想的事物，我想表述的是一种延展的唯物主义，一种对于具体实践的更加充分的欣赏，以理解气化和流注的身体。

第三章进而讲述多种推理模式的例子，这些推理模式可以被称作现代中医的思维方式。我在此重新回顾了我早年对于现代中医"知识实践"的考察[②]，并重新引入在中医临床接触中的逻辑，这些逻辑植根于感知模式、辨证，以及对症状表现之本源的洞察。第三章也会探究"关联性思维"，虽然在欧美传统科学中也有这种思维，但它在中国早已发展为一种医学推理方式，基于古老但依然有用的发生学解释。也就是说，关于形态发生的科学谜题——生物体如何以特定的样貌稳定出现——有着中式的答案（尽管这种答案和分子遗传学一样并不能回答所有的问题）。关于这方面的讨论，我援引当代中医师的著作，他们通过我们身边一切显明的生命形式思考本源；我坚持认为，这种思维方

---

① 关于免疫，参见 Anderson and Mackay, *Intolerant Bodies*. 关于新陈代谢，参见 Landecker, "Metabolism, Autonomy, Individuality." 关于应力，参见 Young, "Discourse on Stress."

② Farquhar, *Knowing Practice*.

式是有用的。运用中医手段治疗疾病的医生经常提醒自己:治病求本。他们如何做到呢? 这是一个引人入胜的专业问题,我将在第四章进行讨论。

医学的世界充满苦痛的身体、争议的事物、强效的药品,以及理性解释中不可靠的尝试,在这样一个世界中,实践的后果和工作中的伦理承诺是必须要考虑的问题,这便是第四章所要探讨的内容。各种医学从业者都因具备特别的专业技能而受到重视:他们的观察方式可以让其推断出不可见的事物①;他们的经验可以让其对病情的发展有着明智的判断;对于寻求帮助的患者,他们掌握有相对无害的方式来改善痛苦。在很多意义上,医学都是一项伦理性的工作。在这种医学伦理中有着一个不可化约的部分,那便是任何医学工作者都要努力去把握另一个人的体验,并将他或她的身体机能推向更加健康的方向。治疗者们是如何在伦理和技术要务中进行整理分类,并用以指导他们的服务生涯的呢? 对于这一点,我们又该当如何?

中医学可以为我们展示这样一个世界,这世界被一项古老与现代并存、世俗与哲学同在的医术所认知与治疗。在这本书的结尾,我意在澄清如何从中医学的角度去理解更普遍意义上的行动(action),而不仅是疗愈行动。在某种程度上说,我们可以在一个由并非完全可见的物与过程组成的世界中去思考行动的意义,这些物与过程并不容易理解,它要求我们有着清晰的头脑,并且接受那些不可见却强有力的物的真实。我如此竭力主张去关注中医学,并不是

---

① 关于在美国临床场景下医学影像的民族志,参见 Saunders, *CT Suite* 和 Baim, *Eye to Eye*.

因为它可以直接而迅速地改善健康状况和缓解痛苦——尽管在整个世界范围内中医确实有这样的作用——而是因为这一不断变化的知识体系可以让我们深度思考需要翻译的事物，并由此带来问题意识的刺激。它有助于我们感受到浩瀚的存在。威廉·詹姆斯相信这样的开始本身就是有价值的，我亦如是。

第二章　物：万千与聚集

太虚不能无气，

气不能不聚而为万物，

万物不能不散而为太虚。

——张载,11 世纪,《正蒙》①

让我们将物(things)作为起点。不管从认识论还是从本体论来看,"物"都是一个顽固不化的大问题。在现代哲学、比较人类学与文化史研究中,关于"物"的问题在不断进行着自我更新。海德格尔在它那篇引人入胜的文章《物》(The Thing)之中,用了一个平平无奇的水壶作为例子,它被置于哲学家的书桌上,并聚合为一种突显的存在("在手

---

① 征引自中医大辞典编辑委员会:《中医大辞典·基础理论分册》,第 58 页。

状态"①)。② 他对我们提出挑战，将这一实实在在却又普普通通、经常被忽略的事物置于它被制作、呈送与使用的具体历史过程之中（有时甚至作为物态的一个例子）。其他唯物论的哲学家将教学对象指向椅子和桌子③，让学生们重新体会这些熟悉的事物，并将其问题化，想象一个与习以为常的观念不同的、并不那么稳固和给定的世界。中国的形而上学传统运用"万物"来指代现象实在。很多哲学问题的讨论也运用这一概念来提醒那些通过翻译了解中国经典文本的英文世界的读者，物质世界（"物"）是庞大、多元而难以确定的（"万"）。④ 布鲁诺·拉图尔（Bruno Latour）和彼得·魏贝尔（Peter Weibel）向我们揭示了"thing"这个词起源于欧洲的一段政治性集合体（political assembly）的历史，是一种聚集之物（*das Ding*，a gathering）。⑤ 他们的观察提醒我们任何不言自明的物体本身都有一段"社会建构"的历史。

新近的研究转向——如形而上学与物导向的本体论——启发了对物性本质的新认识，正因如此，物体（objects）

---

① 所谓"在手状态"（present at hand）是海德格尔在描述人与物的关系时运用的一个术语。人在运用工具时，工具越得心应手，就越不为人所注意，这时工具就处在一个"上手状态"（ready to hand），当工具损坏影响使用时，工具才特别为人所注意，这时工具和人的关系变为了"在手状态"。——译者注

② Heidegger, "The Thing."

③ 参见 Van Fraassen, *Empirical Stance*.

④ 正如张载的题词提醒我们的，万物是不断变动并互相转化的。关于经典形而上学文本提出的现实事物生化化的讨论，参见 Farquhar and Zhang, *Ten Thousand Things*. 鉴于神灵、死者、圣王、噩梦、医学证候（见下）全部可以被囊括进万物之中，"materiality"或者"物"这个词可能会有所误导，毕竟很少有东西能够被归入与实在的物相对应的"非物"范畴了。

⑤ Latour and Weibel, *Making Things Public*.

与物（things）近来成了哲学化课堂中的明星。① 不过，医学给我们提供了远比课堂中的例子更加有趣的实存，即兼具顽强的物质性且可于我们自身经验中加以检验的"物"。我将在下文通篇展示的中医学之物，就其结果而言，它们是真实存在的。② 而在疾病与治疗之中，结果往往是难以预测却又至关重要的。

气，实质，活动

气，这一中医学之物，往往会将译者难倒。满晰博（Manfred Porkert）将它翻译成 configurative energy（结构性的能量），鲁桂珍和李约瑟将它翻译为 pneuma（元气），而柯普曲（Ted J. Kaptchuk）则翻译为 vital energy（维持生命的能量），但近来大多数翻译者都倾向于不做翻译而保留这一词的原状。我们想尽办法运用各种比喻和描述来为学生和英语世界的朋友们解释此物——如果气是"物"的话——的复杂性。③ 在中医的宇宙中这是最为基本的行动者，我们却不可能将其定

---

① 例如 Bennett, *Vibrant Matters*; Bennett and Connolly, "Crumpled Handkerchief"; Harman, *Prince of Networks*; Ingold, "Re-Thinking the Animate, Re-animating Thought"; Jullien, *The Propensity of Things*; Bogost, *Alien Phenomenology, or What It's Like to Be a Thing*.

② 这个观察通常来自于社会学家威廉·埃萨克·托马斯（W. I. Thomas），在此我引用的是他合著的作品 *The Child in America*. 在讨论这一问题时，他显然受到了美国实用主义者威廉·詹姆斯（William James）和杜威（John Dewey）的影响。

③ Porkert, *Theoretical Foundations of Chinese Medicine*; Lu and Needham, *Celestial Lancets*; Kaptchuk, *The Web That Has No Weaver*, 35—41; Sivin, *Traditional Medicine in Contemporary China*, 46—53. 我特别重视席文（Nathan Sivin）和柯普曲的讨论，因为他们强调了气作为物和概念的活跃与多样性。

义，这令所有人踌躇。我们这些用非中文写作中医话题的研究者毫无选择，不得不接受"气"的存在，接受它所有的真实与力量，以及它那不可化约的多元和至简。①

"气"的"意涵"这一难题并不仅仅是我们这些一边在不同语言世界之间翻译、一边在词与物之间穿行的人需要面对的。虽然中国哲学史研究大多将"气"当作一个常识性的名词，如同空气、水、时间、空间、或实体一样不需要进行定义，但在中国思想史中也有"气"被作为问题提出的时候。②例如在本章开篇引用的张载，他的著作中对气的性质和倾向做出了相当多的表述。经典时代已逝去千年之久，而张载则在东亚思想与政治中唤起了形而上学思潮的复兴。如同他的先辈们一样，在一个社会急剧变动的时代，他在重新思索构成这个世界的最基本的类别。③

让我们再跳过一千年的时光。在 1980 年代中国文化复兴期间，中医机构极速增长，其中很多现代学术型医生致

---

① 虽然这个习惯性的概念多少有些问题，但在本书中我还是使用 TCM 来指代在现代中国（1955 年以后）的制度与认识论体系中所谓的"中医"（另一个与之对立的术语是"西医"）。虽然中医学有着悠久、丰富与极为多元的历史，但这个"传统中医学"并不是一种东西，也并没有那么传统。此外，现代中医接受了很多来自占据主流地位的生物医学或"西医"的东西，尽管有时候他们自己也并没注意到那些来自翻译的、被挪用和调适的观念与事物。对于现代"中医"是否是中国古代的经典医学这一问题，很多评论者都提出了挑战。然而在本书中我坚持认为，作为许许多多中国人都深信的现代中医，展现其中的物、思维与行动仍有其价值。

② 当然，在现代日常运用的标准汉语中，"气"这个词并没有什么模棱两可与混淆之处，它意指空气、气体或呼吸。对这个问题的技术性处理，参见洪梦浒：《评"气"既表物质又表机能的两义说》，这篇论文探讨了气的终极实体性，在当代颇具影响力。

③ 参见 Huang, "Chang Tsai's Concept of Qi"; Kasoff, *Thought of Chang Tsai*.

力于整理中医知识并将其系统化,他们也不得不思索如何为难以理解的古代名词给出合适的定义,"气"便是其中一例。① 词典、临床手册与入门教科书这一类的参考书目也要求给出这类关键性术语的含义。对那些致力于将中医知识系统化的现代学者来说,最理想的状态便是将所有古汉语中含义不清的词汇全部转换成整齐而结构化的概念,像"气"这样的词最好能直接解释为经验之物。② 鉴于相关哲学文献的规模和争议,从事这项工作是需要有些勇气的。毕竟,"气"是一个非常古老的词汇,而且对于任何受过教育的人来说,它的含义在很多哲学派别的见解中相去甚远。此外,数百年来"气"在难以数计的不同文献中出现过,而专家们工作中很大的乐趣即来自这样不确定性的概念所具有的生产力。③

在 1980 年代初期由邓铁涛主编的一本教科书中保留了这种困难的感觉。以下是"气、血、津液"这一章开篇的一段文字:

气,是构成人体的基本物质,也是人体生命活动的物质基础之一;同时人体各种生命活动的表现形式,古人也称之为气。基于这一认识,中医学里所说的气,概

① 参见 Kuriyama, *Expressiveness of the Body* 第六章关于风与气的历史。
② 参考 Geaney, *Emergence of Word-Meaning in Early China*.
③ 请大家想象一下,在临床中运用一个具备多元的自然属性、不得不又聚又散的物,日常工作会变成什么样子。根据张载的题词,我们可以将医学作品与《爱丽丝梦游仙境》做一个对比:在专断的女王统治下,她(爱丽丝)必须用一个笨拙的刺猬当作球,一个并不坚硬的火烈鸟当作球棒来玩槌球。她的"工具"有其自身的习性,他们可不会老老实实配合爱丽丝做同一项运动。正如很多人曾强调过的,中医师必须学会在一个不断变动的世界中自处。

括起来有两个含义：一是构成人体和维持人体生命活动的精微物质，它是运动着的微小难见的营养物质，如水谷之气、呼吸之气等等；二是指脏腑组织的生理功能，如五脏之气、六腑之气、经脉之气等等。但两者又是相互联系的，前者是后者的物质基础，后者为前者的功能表现。[1]

如此将"气"加以设定的方式旨在引导学生和未来的临床医生，是现代人对于这个古老的事物做出的双重界定（很多中医术语的界定产生于 1970 年代末和 1980 年代初，从那时起，很多文献中都可以找到类似的现象），为具有丰富模糊性的古代术语强加了限制：气如今被概念化为既是实质也是活动。这是一个术语层面的讨论，"气"也可能出现于引号之中（事实上，很多 1970 年代末和 1980 年代初的哲学与医学文献提到"气"时都带有引号），不过它的真实性并未因此受到质疑。在此气既是物质又是活动，这两者在由气组成的宇宙中是不可分割的：物质使得构造性的活动成为可能，而活动又表达了物质的构造。至少从"西方"的术语来说，气已经是本体论上的混合物，它的意涵也并没有被邓铁涛的技术性定义所限定。一部 1982 年出版的辞典中的定义明示了此物的宽泛："气：形成宇宙万物的最根本的物质实体……气分阴阳，提示质与能的统一，以及万物由气所化的原理。"[2]两个定义都是同义反复的：这里为我们再次确认了，物质性的活动被称为气，准确地说物质和活动，除此

---

[1] 邓铁涛主编：《中医基础理论》，第 37 页。
[2] 《中医大辞典》编辑委员会：《中医大辞典·基础理论分册》，第 58 页。

之外别无其他。这并非思想的失败,而是进入本体论的门径,此物本身逃避定义。

但是气可以在经验中被认知,这超越了所有带有学究气的精致论点。针灸师和他们的病人在治疗实践中要"得气"。钦齐娅·斯科尔宗(Cinzia Scorzon)是一位治疗师,她同时也在威斯敏斯特大学(伦敦)讲授针灸课程。她在最近的一篇文章中这样描述"得气":"得气是病人和针灸治疗师在针刺之后经历的一种感觉,是在针与身体经络连通时的一种感觉上的回应。"[1]在她对日常临床实践的描绘中,斯科尔宗既坚持气的物质性(它是"可被感知的"),也强调了气作为一种活动形式的特点(它是一种"连通的反应")。[2] 她当然知道,有些读者会对这个非科学的"物"持怀疑态度。为了打消我们的疑虑,她继续讲道:

> 我怎么知道气来了呢?我会觉察到有什么东西抓住了皮肤下面尖尖的针头,有时我也会感觉到一股微弱的电流从下传导到我的指尖。病人的气息开始变化并逐步加深,一种蠕动的声音可能会出现。[3]

在斯科尔宗的叙述中,气同时发生在治疗师、病人、和针下,并将这些不同的身体连接了起来。

在她的研究中,斯科尔宗搜集到了很多病人在体验针灸时的身体感受,有些表述颇具感染力。她采访的病人没

---

[1] Scorzon, "*Tong* 通 in Clinical Acupuncture Practice," 9.

[2] 关于这一点,斯科尔宗从专业的针灸医学文献中引用了四个临床研究报告。在中医从业者看来,气可以被"得到"是一件众所周知的事情。

[3] Scorzon, "*Tong* 通 in Clinical Acupuncture Practice," 11.

有读过任何关于气的流注"理论"，也不知道中医关于人体经络的观点。但是他们表述出来的具体事物都与专业中医理解的气的流动相当一致。对于斯科尔宗和其他人来说，这就是"通"（through-passage）。[1] 她说："很多受访者都体验到一些可触知的东西穿越并连通了身体不同的部位：他们体会到了'通'。"用他们的话来说，气就像是"一种流动的东西"，"一种说不清的冒泡的感觉"，"从我的身体中升起的一股能量的涌动"。[2] 也有些病人注意到了气穿行整个身体时的力量感和移动能力："我感受到了此前从未感受到的身体的不同部位"；"我清晰地感受到了身体的每一部分，包括耳朵和脚趾。"[3]斯科尔宗还注意到一些病人用了一些更富诗意和概念性的表述："一种温暖的感觉在我的身体中蔓延，我有了一种回归的感觉，我丢失的某些东西回来了。"或者，"这种治疗方式将我重新组合了一遍，所有东西似乎都回到了它们应该在的正确的位置。"[4]

如此这些体验，气并非仅作为某一种物（thing）被承认，特别是当我们用"thing"这个平常且笨拙的英文词汇的时候。更确切地说，正如张载所指出的（见本章的题词），"气不能不聚而为万物。"聚是一个过程，不是物体；但是这个过程，以及由它产生的、或者说我们可以"得到"的物体（气），两者同样是真实的。

---

[1] 也有其他一些关于中医学的探讨强调了"通"的概念，参见 Scheid and Virag，"Introduction to History of Science"，以及 Zhang，*Transforming Emotions with Chinese Medicine*.

[2] Scorzon，"*Tong* 通 in Clinical Acupuncture Practice，" 4.

[3] 同上，第 5 页。

[4] 同上。

本体论疾病

关于物态(thinghood),另有一个麻烦而重要的例子,它便是来自生物医学发展史中的"本体论疾病"(ontological disease)。在个案或群体案例中,对疾病——尤其是急性传染病——加以辨别、分类和根除是现代生物医学具有标志性的任务。在 19 和 20 世纪,疾病变成了一种物。它随着病理解剖学和细菌学的发展而出现,并成为一种需要医生察觉并理解的享有特殊地位的实体。然而卢德维克·弗莱克早在 1935 年就相当高明地指出,即使面对梅毒这个人们已经有着充分了解的疾病,也不得不煞费苦心地从一些相当富有争议性的思想集合中组织起来:不同的症状、实验室检测结果、药物反应,以及在历史中以特定方式训练与联系在一起的临床医生和研究者,所有这些因素一道促成了梅毒被聚合为一种可被认知、可被诊断的形式。① 即便在当今,这一疾病仍然不能简单地用存不存在某单一病菌这个标准来定义,很多暴露于梅毒螺旋体(*Treponema pallidum pallidum*)的人实际上并没有发展成"病案"。

不过没有人去挑战梅毒的真实性(至少弗莱克没有)。如果我们将其物态(thing-hood)的问题用实用主义的术语表达出来,梅毒这一实体就是一种非常方便,也极为有用的"物"。一经诊断,它便可从其人类宿主的各种混杂的、过度

---

① Fleck, *Genesis and Development of a Scientific Fact*. 另见芭芭拉·赫恩斯坦·史密斯对于弗莱克历史视野的持续互动:*Practicing Relativism in the Anthropocene*.

的、高度特异性的不适感中被识别出来（或者说被分割出来、被辨别出来——实际上诊断就是这么回事儿），它由此可以被治疗。也就是说从梅毒这一集合体（assemblage）中找出它最为脆弱的部分——病菌，并运用诸如青霉素之类的抗生素来破坏它。正如斯科尔宗的针灸治疗，气流通病人的身体并将其统合起来，抗生素同样是不偏不倚的：不管患病者相不相信它，甚至于知不知道它是什么东西，它都会起作用。梅毒并不是某个人想象中虚构的东西（气也不是）①，更确切的说，它是在临床场景里人类专家和细化的药品之间持续存在的对话者。

然而生物医学中本体论疾病的实在性成了中医现代化和国际化的难题。"传统中医学"对于身体不适的分析并不依赖那些可以将体内损伤可视化或将入侵人体的微生物量化的生物医学技术。中医学对疾病的处理不需要搜集那些肉眼不可见、需通过样本萃取和显微镜观察才可获得的"客观"信息，比如白细胞数量或肺炎严重指数（PSI）级别。当然，这些显而易见的分歧相当麻烦：如果坚持将中国与西方，以及中西医两种不同的医疗体系做对比，沉湎于这种现代东方主义只会让中医显得落后与不足。而中医从业者对海量的中医文献了如指掌，这些文献记载着数百年来历经批评性评估的有效治疗经验。他们中大部分人不愿意看到他们的知识被认为是不足的甚至有根本错误的。可是他们也必须

---

① 根据维基百科，梅毒螺旋体是一种相当先天不足的生物，它寄生于人类宿主中。因为它的基因组相当小，它的生命也很短暂，生长也很缓慢。参见维基百科词条"Syphilis"，最后修订于 2019 年 1 月 15 日 16：03，https://en. wikipedia. org/wiki/Syphilis.

在这个梅毒已经毫无疑问是一种物的世界工作，尽管历史上他们从来没有把它当作一种孤立的本体论疾病来诊断和治疗。

让我们稍退一步，回想一下现代中国是如何接受生物医学本体论的挑战的。至少从 1920 年代开始，现代化者们就开始挑战（他们所认为的）中医学"理论"。[①] 他们中很多人都认为，在现代健康服务体系中唯一应该保留的是有效验的本草，可与"西方"的科学技术共同应用。值得注意的是，本草可以很容易地被想象为一种常识性物品的集合——植物、动物器官和一些矿物——每一种都有特定的"有效成分"，其中很多都可以作为备选，相对容易地补充到生物医学的药典中去。同时，那些以中医学流动与转化的身体为前提的"理论"都被推定为迷信的传说，[②] 为了建立一个真正现代与科学的中国，可以将其完全摒弃。这些受过科学教育的中国公民努力接纳同样的本体论特征，与科学的一元世界性的世界中其他常识性物品的集合相同，这是彻头彻尾的政治工程的一部分：在新兴而又危机四伏的民族国家引导下进行现代化与发展。

废止中医案在中国从未能完全实现，这对于中医学的发展来说无疑是幸运的。众所周知，中华人民共和国在

---

① Lei, *Neither Donkey nor Horse*. 医学理论和实践区分是一种现代的关怀，不过中国医学史家倾向于运用一种无时间性的原则来整理古代经典和药物、医案，以及气候学与宇宙学这些附属领域的文献。如此，现代学者将《黄帝内经》定为"理论经典"，而《伤寒论》则是"临床经典"。

② 中医学揭示了许多动态而多样的具身化形式，这一问题在很多英文学界的研究中得以体现。参见 Farquhar, "Multiplicity, Point of View, and Responsibility"；Hsu, "Biological in the Cultural"；Schipper, *Taoist Body*；Kaptchuk, *Web That Has No Weaver*.

1950 年代建立了世界上第一个多元的国家健康与医疗体系。[1] 1956 年，毛泽东宣称中国的传统医学是一个"伟大的宝库"，并开始着手规划政策来促进这一领域的扩展、现代化与规范化。在 1950 年代、1960 年代，以及之后的 1980 年代，传统医学机构极速增长，并给很多"传统"从业者带来了地方上甚至全国性的名气。这些中医学科带头人成立了课程委员会、编写教科书和参考书、搜集药方和医案（这些都是数以百万计的），并教授大量的医学生运用新的系统化的中医来思考和治疗疾病。[2] 一些有经验的专家需要去勉强接受，甚至有时需要去反抗"西方"生物医学中的本体论疾病。

证　候

在这种医学革命的语境下，中医打算用什么来替代诸如梅毒这样的生物医学之物呢？换句话说，西医可以剥离出疾患最本质的要素并方便进行干预（就像青霉素可以根治梅毒螺旋体而不需要考虑其他决定"梅毒"是否存在的偶

---

[1] 一些学者的研究显示，20 世纪早期，印度在法律层面对多种传统医学进行了认可，因此在悠久而多元化的亚洲医学史中，印度也是一个有趣的例子（Leslie, "Ambiguities of Medical Revivalism"）。不过只有中国提供了一种非西方医学在国家的支持下被广泛制度化的早期案例。这一引人注目的历史转向有着政治上的必要性，关于这方面的解释，参见 Lamption, *Politics of Medicine in China* 和 Taylor, *Chinese Medicine in Early Communist China*.

[2] 有些人专门从事经典中医"基本理论"的抢救与整理工作。20 世纪中叶中医学领域有着诸多令人惊叹的发展，其中之一便是大量极具深度的哲学化思想。在 1980 年代，中医"理论"的复兴关乎国家的尊严，课程设计者、教科书委员会、健康服务的政策制定者、历史学者，以及（我相信更多的是）资深的临床从业者一道将中医理论打碎并重新整理。参见 Farquhar, "Rewriting Traditional Medicine."

然因素和条件),然而中医是缺乏这种诊断技术的,那么中医又是如何"分立认知"或者进行诊断的呢? 中医有它自身的疾病分类学吗,或者说他们有一个正式确认的疾病列表吗? 中医医师可以为病痛折磨的身体中发生的状况给出一个与治疗过程相连接、有实际操作价值的名字吗?

　　1980 年代早期,我开始在中国南方的一所中医学院做田野调查的时候,那里正在对疾病与诊断——这两个西医或生物医学的标志进行激烈探讨。我已经有其他文章讨论过中医在这一时刻的复兴,在此不再赘述。① 而这里可以考察的是中医对标疾病与诊断的术语,这是随着现代生物医学知识与服务在中国的增长,中医与之形成对比与抵抗的紧张关系而发展出来的。

　　"Diagnosis"在中文被准确翻译为诊断学,这一翻译同时包含了"检查"、"切断"与"区分"的含义,很好地将诊断中"分立认知"(knowing apart)的含义呈现了出来。② 但是 20世纪中叶的中医思想家们对这个词汇并不满意,因为它与"西方"的本体论疾病的分类体系有着太多的联系。它似乎并不能描述中医自身理解与命名病理性不适的最关键的临床实践。然而一组由相当多元化的专家组成的委员会经过数年的工作,最终确立了"辨证论治"在方法论层面的主导地位。在我的第一本书《知·行》(*Knowing Practice*)中,我花了很长篇幅来分析这一逻辑与实践中的构成物。图 1便是我对于中医临床接触的简要描绘。它用图解的方式

① 参见 Farquhar,"Metaphysics at the Bedside"和"Knowledge in Translation."
② 我对于诊断学的注解受惠于巴里·桑德斯的研究,他注意到了在生物医学知识中"切断"(cutting)这一概念同时作为物质与逻辑两方面的角色。

表达出了在标准的中医临床接触中应当遵循的逻辑顺序
和共同建构的步骤。顺着图解的顺序从左下读到右下
方，从中便可看到证候和药物治疗是如何在医学工作中
涌现的。

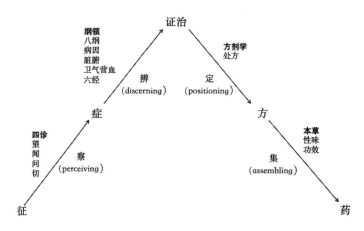

图 1　辨证论治的过程

对于病人主诉的"征"，医生运用熟练的检查技术（比如
脉诊、舌诊、病史采集）来生成一系列有些医学化的"症"（失
眠、浮脉、口干等等）。医生可以通过不同的关联性的分析
方法（比如八纲、阴阳、脏腑）来理解"症"，并以此察觉和命
名一种特别的"证"。"证"进而导向"治则"——通常是对抗
性的，即施加与症状趋势反向的影响（以热制冷，以阳制
阴），并在治疗理念下指导设计或确定处方。中医的临床接
触在开处方这一步达到高潮，医生会准备一个结构化的天
然药物组合，这些药物会被煎煮成"汤"或"煎剂"来让病人
服用。处方将各种药物组合在一起，药房抓药后用纸包起
来。一经煎煮和服用，药物便会释放他们的治疗效力。它
们可以与人体内的病理过程互动，而这一病理过程被集合、

辨别和命名为"证候"。

我的中国老师们大多都觉得，作为一种认知病患的实践，辨证论治抓住了症状的发展轨迹，介入了病理过程，接近他们领域内基本而核心的技术优势。[①] 作为一种"思维方式"，它总结了中医从业者们所重视的专门技能，并在临床中组织起了他们的注意力。辨证论治也是一项可以教学的技术：它系统安排了医学院的中医课程体系，比如辨证论治中区分了方剂学和中药学，在中医学院这两个领域也是分开讲授的科目。这一识别证候的系统方法在以上图解中占据了最顶端的位置，并在中医临床接触的再现与干涉过程中发挥了核心枢纽的作用，它浓缩了经验丰富的医生所掌握的精湛技艺。[②]

为什么生物医学"分立认知"为物的"疾病"在现代中医被替代为"证"呢？这个集体认可、并通过实践辨别的"证"是怎样一种实体呢？在 1980 年代，中文中所用的词汇是"证"或"证候"。一部 1986 年出版的词典这样定义证候："由一系列有内在联系的症状和体征（包括舌象、脉象等）所构成，反映一定的病变规律。"[③]中医理论家们，其中也包括编写这部词典的人员，都在非常努力地去整合疾病与证候

[①] 但也有很多人并不认可辨证论治的核心地位。辨证论治的形成是官方的，但并非强制性的。

[②] 蒋熙德和艾理克的历史研究都显示了辨证论治是新近发展出来的中医临床认知模式。参见 Scheid, *Currents of Tradition* 和 Karchmer, "Slow Medicine."在此我有意地描述了很多被中医教师和资深临床专家积极运用的、极具意识形态色彩的关键词，比如经验、实践、思维方式。关于再现与干涉，参见伊恩·哈金的同名作品中对科学方法的探讨。

[③] 欧明主编：《汉英中医词典》，第 258 页，"证候"词条。这段引文是我从这本双语词典的中文部分翻译过来的，词典提供的英文翻译有些含混不清。

之间的关系，两者既有差异也有重合的部分。最终，在那知识与体制政策快速变化的时期，疾病和证候这两个术语被规范为相互协作的存在。如今每一种病案记录都需要有一个"西医"的疾病诊断，而在中医门诊中，医生着重于通过中医的仔细辩证来对西医的诊断进行补充。这样做的结果便导致在中医门诊中可以基于证候而非诊断来治疗。① 同时，至少对于病人而言，"西医"的诊断可以让不同治疗模式之间相对容易地进行转换。中国多元医疗体系中高度重视这种在门诊和从业者之间的流动性。

让我们再来仔细看一下词典中对"证候"的定义。它"由一系列有内在联系的症状和体征（包括舌象、脉象等）所构成，反映一定的病变规律。"首先，它是被"构成"的，但是词典的定义中并没有说它是被谁构成的。不过从其成分来看，它应该是被一个特定的媒介构成的，那便是敏锐观察的医生：对于医生受过训练的感知力而言，这些内在联系的症状和体征是清晰可辨的"象"。"舌象、脉象等"是从体表读出的体征，而且是这个阅读过程（依靠医生自身的感官，包括视觉、触觉、听觉等等）必不可少的一部分，以发现这些"象"形成了"有内在联系的一系列"。而这一系列并非就在野生自然中，像本体论疾病那样不知为何（难以置信地）孤立存在着且恒定不变。证候逐次来到临床场景，在病人个体且特出的身体与病史中表达出来。用张载的本体论来讲（回忆一下本章的题词），医生和病人都能看"证"（而不是

---

① 一种主流的综合性观点认为，每个证候都是生物医学意义上的疾病在分类学或本体论中某个发展阶段的名称。

看病),并将其看作在临床表现之前便已聚集而成的一种物态(thing-hood)。而医学接手了这一过程,找到一种方式将物质性的身体不适表达为可被治疗的"证候"。这种中医辨证的方式接近于证候的识别,将"证"看作自有其完整性之物,同时又与其自然宿主——即特定的人——密不可分。

中医的"证候"被专业地组合或聚集起来,区分它与本体论疾病的关键在于:前者并不存在于"一系列内在联系的"具体关系之外。也就是说,与梅毒或霍乱不同,它并不是从具体的临床情景中抽象出来,被当作一种孤立的、具有固定属性的、等待被诊断发现的物而存在于世上。它很像一个星座(正如威廉·詹姆斯在某处说过的那样),其中几个星星可能会惊讶地发现——如果有人告诉它们——它们自己表征了一个人造神话。① 作为医学之物的病证,它的完整性全然来自可以从人类观点感知到的东西。它在临床接触中被一遍遍地以各种各样的方式组成。难怪中医的"伟大的宝库"记录了几千种证候的名称。证候描述的是一种依据具体情况而定的构造,甚至可以是一个星座,而非单一的正式术语来对应于某个固定的、孤立的、自发的物。

证候完全不是想象出来的。它是一个非常真实的东西,并且有着物质的表现形式。中医的理论家们不仅如此认为,而且在日常的临床工作中都证明了这一点。我在广州时,邓铁涛曾经指导过我几次(我在上文也引用了他对于"气"的定义),他便时常忧心于生物医学将疾病作为实体,

---

① James, *Pragmatism*, 252.

这在当代实践中会遮蔽中医"证"的概念。他曾经编写过一本非常实用的手册《实用中医诊断学》，其中对生物医学的"分立认知"概念秉持一种实用性的态度。尽管如此，他也是一位重要的辨证论治理论家。[①] 他并不愿屈从于西医客体世界的霸权。在我于 1980 年代到访他的门诊之后不久，他便开始转向中国医学史研究。他似乎已经下定决心，认为负责任的临床工作离不开对于过去经典的潜心研读，包括对多元世界（可能已经部分失落了）的历史怀以敬意的记录。

　　另一位伟大的思想家陆广莘，他最好的哲学写作在 1980 年代的中医复兴时期完成，也坚持将证候作为物来谈论。同时他将"证候"与生物医学的"疾病"形成强烈的对照，后者在 1980 年代已经主导着临床的病案记录。陆广莘明确将自身理论归属于毛泽东的唯物主义和实践认识论，他不是关心"物自体"的庸俗本体论者。[②] 例如，他对"物"的使用是完全关系性（relational）和浮现的（emergent）。他的"物"是"对象"。[③] 陆广莘同意病证可以作为一个客体来加以治疗，但这客体是由专家思索而来。他也同意物是在

---

① 邓铁涛：《实用中医诊断学》。

② 关于从其自身的知识中"抽离"的客体的理论关怀，参见 Jensen, "New Ontologies?"关于历史中双双浮现的客体与主体，参见 Daston and Galison, *Objectivity.*

③ 在中文里，对象的含义包括对照物、目标，甚至还指代恋爱中的伴侣或未婚夫/妻。在通用语中，对象是没有性别区分的，我很喜欢这一点。我很难用英文来为这个词作注解，为了翻译准确，我不得不使用"girlfriend or boyfriend"这样有些别扭的短语，或者是意涵不清的"partner"。当然，"the image we face"这个翻译也有些别扭。不过从海德格尔和拉图尔的相关概念来看，这种对于物的观念实际上与之非常一致。参见 Heidegger, "The Thing"和 Latour and Weibel, *Making Things Public.*

实践中组成,来自那些能够将其识别为"证候"的人。事实上,他认为有经验的医生在以下问题上必须做出特定的限制性选择:看什么,读什么,记录什么,把什么聚到一起。为了更好地了解他的观点,我们再来看一下图1。通过四诊法产生出了医学上特定的"症",与病人的一系列主诉或医生注意到的体征相比,"症"通常是一组较少的信息。比如说,医生记录下来的症状是"失眠"、"多梦",而不是"我梦见去世的母亲来看我了"。要辨识主要证候就必须分清主次,将所有的身体表现都当作症状是很愚蠢的事情,更不用说它们是被当作一个内在关联系统的组成部分。因此,医生必须做出艰难的决策,也必须将事物进行分类。对于现代医学来说,万物中的某些东西并不重要。(我会在第四章更详细地探讨这一立场。)

　　陆广莘关于物的写作有一种针锋相对的、标语口号式的文风。他的写作风格颇具趣味性,尽管这并不为他在北京中医药大学的同事们所接受。但是他非常严肃而认真地提出了一个关于物的概念,与生物医学诊断的本体论疾病的物在概念上有着根本性的不同。[①] 陆广莘在写作中似乎知道"对象"可能会被现代生物科学乃至于中国的卫生政策部门反感、当作一种不可接受的概念。我们需要了解的是,陆广莘当时面对的是一种持续不断地将"中国"与"西方"作对比的氛围,那时刚刚改革开放的中国正在拥抱"现代化"并寻求"与世界接轨"。当时有一群中医学思想家在现代生物学普世性的宣传下努力去保持他们领域自身的特殊性,

---

① 对于国际疾病分类体系,参见 Bowker and Star, *Sorting Things Out*.

陆广莘便是其中的一员。我觉得，他提出的"对象—物"的概念是一个重要的贡献。

在陆广莘写作的那个年代，中医思想界与临床界的领军人物中有这样一个流行的玩笑话："西医认识死的身体，中医理解活的身体"。这话说的仿佛他们都读过福柯的作品！当然，他们确实也有可能间接了解过福柯的观点。中文将 anatomy 翻译为"解剖学"，从字面意义上看就是一种基于剖开与分解的科学。这个概念与"诊断学"的"分立认知"含义非常接近。另一方面，老中医们在临床都是辨别过程性证候、阅读不稳定征象的能手，在他们看来，"西医"在病理解剖历史中发展出来的关于骨骼、器官和组织的知识没有多大用处。西医把心脏或肝脏从身体结构中切除出来加以认识，把它们当作孤立而静态的物体；对于现代中医的引领者来说，这不是人或医学的"物"。

回顾一下上面基于实用主义对证候的定义，它"由一系列有内在联系的症状和体征（包括舌象、脉象等）所构成，反映一定的病变规律。"证候是从生命体征和不适的症状中主动构造出来的。它们被理解为在生命变化过程中的一个个片段。陆广莘等理论家以及 1980 年代"中医基本理论"教科书的作者们都将"证"与本体论疾病做对比，并发起了一场富有原则性的抵抗以反对科学观向他们自身的入侵。他们经历过艰苦的学习过程，通过借鉴前辈和老师们的有效经验成为技艺高超的知者，在面对活生生的病人及其非常真切的物质性状态之下，他们辨证论治。他们当然可以学习解剖学（年轻医学也确实需要学习），但看不到太大用处。①

器官与脏腑系统

什么是器官呢？想象一下脱离人体的解剖学器官，它们被切割分离出来，由解剖病理学家或器官移植医师拿在手中。这种心脏或肾脏毫无疑问是客观的东西，它有着边界、属性和结构，并占据了一定的空间。作为一个物体，它被外科手术取出并进入到手术台明亮的灯光下，在这之前它就已经存在了。我们都相当确信，在每个人的身体中都包含有这些分立、客观的物体。每当我们去更换驾驶执照的时候都会产生一种道德责任感，觉得去世后应该将这些可以移除的器官赠与有需要的陌生人。②

但是我们几乎不能凭借经验来认知这些独立的器官。在用力的时候能感受到心跳，我可能因此觉得认识到了我的心脏（在这种情况下，尽管肺脏并不那么让人注意，但它同样也在工作）。但就个人而言，我总有些搞不清楚肾脏的位置和活动。那么脾脏呢？胆囊呢？还是算了吧！我们大部分人都生活在一种流动的肉体当中，充其量也是在德勒兹（Deleuze）和瓜塔里（Guattari）所谓的"没有器官的身体"中生活。那么，在当今世界中身体的解剖学器官怎么会变

---

① 参见 Farquhar，"Objects，Processes，and Female Infertility."高荣（Colin Garon）曾在北京的门诊观察到越来越多的中医开始依赖解剖学影像，他借鉴陆广莘的作品并结合自身的观察写作了一篇关于中医门诊中"结合共生"（concrescence）的研究，参见 Garon，"Clinical Concrescences."
② 美国驾驶执照的背面包含有一份器官捐献同意书，个人在领取驾照时，同时要登记捐献器官的意愿。——译者注

成一种那么自然化、常识化、商品化，不证自明的物呢?[1]

中医师在思考生物医学知识时也会提出类似的问题。尽管中医会在经络图等插图中加入解剖学器官的小图像，但他们似乎仍然认为欧洲的解剖学传统相当无聊。[2] 在针灸教科书的插图中，肺脏、心脏、肝脏被绘制在经络流注之间，这并非因为它们在这个体系中有多么重要，而是为了帮助没有经验的读者来建立对于身体空间感的想象。我在另一篇文章中曾经讲到，中医师倾向于将解剖学结构看作是建设性的生理过程中一个相对被动的产物，就像是沉淀物、三角洲中的淤泥一般。它需要按照自身的方式来被理解，它是一个过程而非产物。几年前我也在一篇关于女性不孕症的文章中表达了类似的观点，我认为只有在胎儿开始在子宫中生长之后，子宫才会变成中医里一个突显的物质。[3]被拿在手中或储藏在泡沫塑料冷藏箱中等待移植的心脏和肾脏，在子宫切除术中被摘除的子宫，这些器官可能有着结构性的特征，但在中医的眼中，这样的器官失去了最为重要的识别特征：它在相互作用的物——或者说动态的"对象"——组成的网络中发挥功能，维系生命。

尽管如此，我们这些从事中医学翻译的人也有令人愉快的谜题：中医学经典——有些甚至可以追溯到两千多年

---

[1] 参见 Hamdy, *Our Bodies Belong to God*.

[2] 可以说，除了那些有志成为外科医生的人，巨视解剖学在当今的生物医学训练中越来越让人厌烦。人体解剖实验室正在被逐步淘汰，数字化的虚拟人体在线上培训中越来越受欢迎。就解剖学自身来说，它也不再是一个活跃的研究领域了。

[3] Farquhar, "Objects, Processes, and Female Infertility."

前——经常提到心、肝、肾、肺、脾胃、膀胱、胆、大肠和小
肠。① 毫无疑问,中医先贤们知道人体的内容。其中有些
人也提到某种"有器官的身体"(尽管与德勒兹和瓜塔里
的观点相左),作为将身体空间形象化并以此开展工作的
方式。比如,他们对生理活动的定位多少趋于向内,或者
上升活动多于下降活动,并经常提及器官的高与低、浅
与深。

但是他们及其现代继承者并不把那些图像中悬浮在身
体空间里的物体当作生命活动系统的一部分,它们只有在
最基础的教学演示中才有用。一个内部器官的图像可能会
出现在一个描绘病理关联的生动的图表当中,但这些悬浮
其中的物体只是助记符号而非对现实的再现。比如在表1
中加入心、肝、肺的图像,那它们只不过是一种图标和转喻
符号,并不能依据它们回溯到客体——身体或是解剖实验室
所见。②

那么中医师又是如何思考经典中的器官呢? 关于这个
主题,现代中医有一个相当理论化和系统化的专业领域:藏
象学说。我打算在这一章最后来思考一下"藏象"的客观属
性。中医的这一分支为物的思考提供了深邃的来源,我也
把它作为本体论的中心议题。它也许向我们展示了一种相

---

① 中医甚至也提到了脑,不过从中医文献中非常难理清中医身体中的脑有哪
  些作用。参见 Farquhar, "Chinese Medicine and the Life of the Mind."
② 我在某处玩具店里顺手买到了一些粉红色的小型器官模型,包括心脏、肾
  脏、肺脏、胃脏和一些消化管。一开始这些东西让我非常困惑,我花了一些
  时间才搞清楚到底每个模型都对应了什么器官。如今,来我家的客人看到
  这些器官模型仍然会很迷惑。器官并非不证自明的物体,因此解剖员也需
  要参考书来确认在尸体中看到的东西到底是什么。

当不寻常的身体种类和具身化的方式。也许到最后，我们可以去想象一下生活在另一种类型的身体中的感觉，这种身体由互相贯通的脏腑功能系统（在这里我用了席文的术语）而非分立的器官所组成。① 我们可以从日常经验出发。比如做头部或足底按摩，看到电视中一个倒人胃口的图片，用棉签掏耳朵，或者突然打个喷嚏，在这些时候可以留意一下整个身体的反应，这并不难做到。在藏象活动的关联中便可以很好地理解这些感觉的流动。

以下是我最初在《知·行》一书中描述中医藏象的方式：

> 尽管藏象是以内在器官命名的，它们并不是在解剖学结构化身体中存在的有边界的、分立的子区域。比如，肝并不是从这个边缘到那个边缘均质分布的肝脏组织，心并不能被摘除并用可一手握住的机械器官来替代。更确切的说，它们是互相渗透的、相互联系的功能系统。当然，它们也有确切的空间维度。在描述中国的藏象生理学时，我们可以（也确实必须）谈到升与降、内与外。不过脾和肝的藏象在身体中分布在同一区域，但分管不同的责任范畴。②

这种对于人体空间组织的认识既有难度，也令人兴奋。我回忆起 1980 年代早期的一段往事，当时我还住在广州中医学院，我向一位同事解释藏象时将它与下午的操场运动做了对比：在一个由跑道圈起来的大型操场，有限的空间内

---

① Sivin, *Traditional Medicine in Modern China*.
② Farquhar, *Knowing Practice*, 73.

每天都占满了一群群喧闹的学生和老师,他们有的在踢足球、有的在打排球、有的在打篮球、有的在跑步、有的在举重、也有的在跳健美操。我在一旁看着所有这些活力四射的人群,有些分辨不清哪些人在踢足球,哪些人在打排球。打篮球的人在准备跳投,而在同一片场地上踢足球的人也在带球奔向由两块砖标记的临时球门。我完全无法掌握到底谁在玩儿什么,但是令我印象深刻的是,所有的人似乎都知道谁和他是同一队的,以及哪些球是他们的目标。那些互相渗透却又各自不同的比赛,围绕着一个个彼此区隔到最小程度的原生的物体的运动组织起来。这幅画面给我那位同事留下了深刻的印象,几年后,关于我钟爱的研究计划,这是他唯一记住的东西。

　　我并不想对这个操场的隐喻作过度解读,不过请大家不要忘记这个蓬勃而喧闹的操场,并带着这个想象来阅读表1。表1总结了五个主要藏象的各类范畴,它有点过于简化了,不过它也抓住了关于藏象网络的一些重要方面,并把它们作为有机的聚集。这一点在我们横向阅读这个表格时便很清楚了。比如,心藏神、主血脉,其华在面,开窍于舌。但在表中没有显示的是,心的藏象与另一个"中空的器官"小肠相连,并通过手少阳心经来发挥作用。①

---

① 这一章用到的身体部位的翻译都出自 Wiseman and Feng, *Practical Dictionary of Chinese Medicine*.

表1　藏象

脏	藏	主	华	开窍
心	神	血,脉	面	舌
肺	气	宣降,通调水道	毛	鼻
脾	津液	运化、升清、统血、肌肉,四肢	唇	口
肝	血	疏泄、气之升散、筋	爪	目
肾	精	水、纳气、髓、骨	发	耳、二阴

如何将互相渗透的操场的隐喻运用到对藏象的理解中去呢？为了说明这一点,让我来比较一下心和肝。肝主疏泄、主升发,藏血,在体合筋,其华在爪,开窍于目,络胆,循足厥阴肝经。心主脉,肝主筋。但脉和筋这两种网状结构在体内紧密相连并互相依存。这样的话,它们怎么能被看作是分属心和肝的两种不同的东西呢？此外,在实践上"主血"(心)和"藏血"(肝)又有什么不同呢？

为了说明这个问题,让我们来反思一个关键的动词。作为一名中医的英文翻译者,我总是被临床医生关注的活动形式所吸引和挑战。对于这些我和我的学生们都不太习惯谈论的过程,我应该选用哪个英文动词才不至于扭曲它的含义呢？从生理学上说,"心主血"、"肝主疏泄"是什么意思呢？要理解这个动词"主",恐怕我们不仅要将自身沉浸于临床经验中,还要去探讨"主"在古典观念中的意涵,这在战国秦汉的数百年间都是中国古代哲学中的重要话题。毕竟关于藏象的原始医学文献就创作于那个古典时代,我们可能会怀疑,这些古典时代的原始医学理论家们在写作时思考的是在更广阔的世界中实践的权力关系（参见附录2）。

的确,大多数古代医学写作中对统治相关的用词相当自如,注意到这一点,我们仿佛清楚地看到,那些治疗师和思想家们构造的身体可以充当古代政权——当时的政权组织形式正在野蛮地构建当中——的本体论根基。将人体看作互相渗透的诸网络,能量/权力通过一个去中心化的系统在其间传送,这可以自然地证明任何种类任何规模的统治都不可能是极权的,它也不可能只去触及那些分立而有明确边界的疆域。生命活动或施发影响的网络运作可以无边无垠;对古代中国而言,主宰疆域和人民,"主气",都事关一些凝聚的节点(比如脏器、都城),它们将无垠的网络运作锚定,气和人民在这些节点聚集、发散。

所以当一位中医向学生或实习医生解释心主神、肝藏血时,他唤起的是一种关于权力和责任的独特理论。这种权力形式贯通了中国医学史,一直被维持、被阐释,尽管在政府领域它已经随着中国现代民族国家的兴起完全改变了。"主"并不是一个权力的持有者将极权强加于弱小和被动的臣民之上,更准确的说,"主"更像是无为而治,或是用模范的方式统治,将社会秩序根植于不动的推动者(unmoved mover),或者在社会中提供一种道德资源,即便在当今的中医领域也是如此。① 无为而治的思想折射于医学之中,比如,在心系统,我们看到的不再是一个将血液顺着固定的血管网络输送的器官。血的流动来自其固有的

---

① 参见 Ames, *Art of Rulership*. 这项重要的研究包含了《淮南子》第九章的翻译。《淮南子》是公元前 2 世纪的一部重要的"道家"作品,它的第九章题目是"主术",从字面意思上看就是统治的艺术。另见张东作品的序言(见本书附录 2)。

气—能量，而气本来就在活着的身体中自发周流。也就是说，是气血之间的关系使得血液在身体中流淌。这是一种非常去中心化的力量，并不能仅仅用一个机械泵来维持。而在身体各个场所被"主"的那些事物（比如心主脉）已经是主动、活跃的。它们不需要被启动；而治疗时，也许它们需要的是在自身的流动中被引导、助推或者重新定向。

结　论

有了在生理学动词中寻到的巧妙，有了五脏系统之分散与互相渗透的特性，这种身体的常识性之物是些什么？无论我们是否曾经接受过针灸治疗，在我们的具身化经验中感受到的气，这感觉对吗？作为身体及其系统中的病变形式，疾病和证候这些实体的真实情况又是什么样的呢？的确，在这个容纳了多种医学形式的世界中，这种身体本身可以成为一种常识性的、普世之物吗？[①] 带着这些问题，我们来到了一片超越文化差异、语言翻译和单纯概念的领域。

所有类型的医学在工作中面对的都是真实的东西。证候是一种物，至少对陆广莘和他那整整一代的中医大夫们来说；心、肺、脾、肝、肾，一起且不可分离地将身体填满各种活动；身体中流动的精微的物质（神、血、气、津液、精），这些并不仅仅是文化和想象之物而属于消逝的世界，或者更糟糕的说法是迫于本体论错误而消亡的世界。在此我转引一

---

① 栗山茂久在他那部对古代中医和希腊医学的精彩的比较研究中也提出了这一问题。参见 Kuriyama，*The Expressiveness of the Body.*

下芝加哥社会学家威廉·埃萨克·托马斯（W. I. Thomas）的话：被定义为真实的情境——物不就是一种不确定性的情境吗？——是真实的，因为它们的结果是真实的。这些物，在全世界的门诊、教室、作坊和厨房中被体验、认知和使用。[1] 然而这些处于一个语言不同的世界里的物，在现代主义的形而上学框架下仍然很难被认知。中医学以它最为简单、最为平常遇到的、最被想当然的事物展示了一个多元而关联的宇宙。实用主义哲学家威廉·詹姆斯和理学家张载都曾邀请我们去尝试在这样的宇宙中生存。

接下来的两篇演讲，我将探讨在这样一个宇宙中思考和行动如何可能。在这样的宇宙，中医师有如此多的在手（present at hand）之物，它们始终处于建构中，一直在成为（becoming），在特定的历史情形下古怪地表达着它们的势，而所有这些都是真实的。[2]

---

[1] Thomas and Thomas, *Child in America*, 571—572.

[2] 在这里我提到了海德格尔在《物》（"The Thing"）这篇文章中对于上手状态下的"objects"和在手状态下的"things"所做的区分。另外布鲁诺·拉图尔在 *Pandora's Hope* 一书的开篇便提到了受到挑战却又无可辩驳的"社会建构"的现实世界。"Propensities"是弗兰索瓦·于连（François Jullien）对于中文"势"的翻译，这一概念在医学（于连忽略了这一点）和审美哲学（于连主要讨论集中在这一点）中同样重要。关于中医中"势"的重要性，参见 Law and Lin, "Provincializing STS."

第三章　思维：实践出真知

医者意也。①

在上一章，我提到生物医学中的"诊断"指涉一种分立认知的方式，或者说是将疾病这种物当作一种独立的客体来对待。与此相反，中医医师并不接受这种对诊断的理解。他们相信，他们的认知方式不仅可以将活物作为物来认识，也能在过程中理解它们。知者与被知之物都紧密纠缠在活跃的生命诸网络中。我在此以一种建构主义的方式来谈论医学之物，其中包括疾病与证候、器官与五脏。即便它们可以在医学的目光下被察觉或发现，我更倾向于将它们看作是被组成与装配而成。无需解剖尸体即了解生命过程，不

---

① 廖育群：《医者意也》。此书作者廖育群从《后汉书》(编纂于公元 5 世纪)中引述了"医者意也"的说法，并将它运用到讨论 21 世纪初的中医当中。如今，当代人经常引用这一说法来表明中医除了药物与针灸之外更高层面的价值。

用控制实验室变量或规范临床试验因素便理解身体事件,这要求具备受过专业训练的知觉力,而这并非中医独有的特征。医学从业者认知的凝视、身体的参与以及缜密的分析很大程度上基于临床实践的需要,也许这在任何时间、任何地点都是医学工作的典型特质。

不过,比起生物医学话语,讨论临床工作的"思考"维度在中医师的写作中要常见得多(附录 2 便是一个既旁征博引又引人入胜的案例)。在现代生物医学的语境下,权威话语中较少同时提及"思维"与"临床"这两个主题。对某些人来说,"临床思维"看上去是一个令人尴尬的结合,就像是那个老笑话中自相矛盾的"军事情报"一样。① 现代观点认为,医学更应属于技术科学,而不是阐释性的人文学科,但"医者意也"的说法挑战了这种观点。那么临床思维或者医学思维是什么样子的呢?

本章要讲述的并不是中医学思维的某种心灵哲学或思想史。思维这个词的含义是如此多变:它有着丰富的多样性、勃勃的雄心和创造性的思辨,最为重要的是,它与多样而变化中的语言有着非常密切的关系。现代唯理论者将物与思截然二分,威廉·詹姆斯则挑战了这种观点,他将思维看作是一种实践;人类学家探究非人物种(nonhumans)的

---

① 军事情报(military intelligence)这个说法在通常意义上并没有自相矛盾之处。不过,在 20 世纪后半叶,美国流行文化中常将其作为以一种反讽和揶揄的态度来说明这个词的自相矛盾性,其中隐含的意义是讽刺"军事行动中往往缺乏有效的情报"。这种玩笑的手法通过脱口秀喜剧表演在美国大众间流行开来,较早使用这种喜剧"包袱"的是美国喜剧明星乔治·卡林(George Denis Patrick Carlin, 1937—2008)。类似具有玩笑和讽刺意味的短语还有"商业伦理"(business ethics,讽刺商业中不讲伦理道德)、"诚实的政客"(honest politician,讽刺政客都爱说谎)等等。——译者注

思维，并从中发现了本体论多元主义；生物学家也发现鲸鱼和章鱼同样具备思考能力。① 我将在下文表明，中医治疗者的思维可能与宇宙生成的模式密不可分。思维是万物不断生生化化中的诸多层面之一吗？我想是的。不过作为一位人类学家，我不能对思维的本质妄加定论，即使将研究范畴限定在一个特定的历史时刻（1980 年代至今）和一个特定的地理与文化位点（中医从业者）。可以确定的是，即便与关系最密切的临床医师有过多次对话，我也无法准确地再现其"思维过程"。因此，在这一章，我希望将何为"思维"的问题存而不论，反而去关注那些具有创造性的行为，去欣赏中文世界关于医学与病痛治疗的哲学著作。我并不打算总结中医的思维（面对浩如烟海的文献，这种想法不得不让人望而生畏），在此我会讨论一些有趣的例子，并从中观察中医治疗师们如何认识、再现与表达他们的思想工作。

我必须首先指出，中医并不是唯一既要在临床思考，也要在面对病人的复杂情况时紧急采取行动的医学。远非如此。我在第一章转述了席文的观点，他认为世界各地的医学都更像艺术而非科学。在中国的氛围中，这种说法往往是为人所不齿的。因为从 20 世纪初期开始，中国已经完全投身于科学的现代性。在 20 世纪中叶，现代中医被要求建立全国性的教育与培训体系，以培养优秀的、"传统医学的"医师。在这种情况下，中医从业者们别无选择，只能灵活而抽象地去思索如下问题：他们临床思维中的技艺与科学如

---

① James, *Essays in Radical Empiricism*; Kuhn, *How Forests Think*; Montgomery, *Soul of an Octopus*.

何才能被体系化、精细化、并灵活而负责地运用到实践中去。中国的"西医"从业者们并没有被置于这种防御性的境地，他们倾向于相信，自身在门诊中运用的技术体系直接来自在西方已经成立的科学事实。[1]

　　从现代中医的教育策略和哲学自省中，我们可以学到很多东西。在中国从事对"传统医学"的历史与文化研究是很幸运的：20 世纪中医发展中的领袖们并不仅仅是科学家和临床医生，他们同样也是教师和哲学家。他们的写作中包含了很多自身实践与思想的内容。他们常常谈到中医的"思维方式"，这一用词含蓄地引出推理和想象之多样性的所有方式。对于受现代教育训练的思维来说，"古人"的形而上学视野几乎是遥不可及的。对于理学大师张载（第二章题辞的作者）来说，思维是什么？对于 1920 年代批评中医的客观主义者而言呢？对于设计随机对照临床实验的研究人员，思维又是什么呢？中医世界里的思想者们（比如张东，见附录 2；廖育群，见第 52 页的脚注 1）如今仍然会去阅读几千年前的思辨哲学，并从中寻找新的思维方式和临床指南。在这一章里，我将要通过翻译呈现他们的话语、他们的世界、他们的实践，不仅关于思维也关于教学与治疗。

---

[1] 屠呦呦的课题组成功研制出了一种抗疟药，她也因此获得 2015 年的诺贝尔医学奖。屠呦呦获奖时，中国上下都非常激动，这种新药的研发基于传统中医文献中的"发现"。的确，在中国建构的生物医学事实非常罕见，因此也格外值得民族主义者去评论。

作为临床思维的聚集证候

在上一章，我介绍了一种如今在临床接触中被广泛接受的逻辑方式："辨证论治"（参见图1）。第二章的主要目的之一便是论证"证候"的聚集性的特点，它是一种具备不确定性的临床之物、一种身体失调的模式。图1的左半边描述的是辨证方法，或者说分析推理方式；对于1960年代以后接受训练的中医医师来说，这是他们实践的特点。在图中，一些辨证方法有着约定俗成的名称，比如八纲、病因、脏腑等等。通过"分立认知"诊断本体论疾病有一种认识论的切割，辨证论治为那些对此不满的医师提供了另一种方案，我们或许可以把它叫做"共诊"（cognosis），通过认识聚集起来的证候得到的知识。我们可以称之为"共同认知"（knowing together），甚至是"聚集"（gathering）。①

在用英文来书写这种临床思维模式时，我总是对动词的选择举棋不定。毕竟思维包含着丰富多样的活动。对于翻译"辨证论治"的人来说，准确认知实践中可被观察的方面并没有多大帮助：没有一个动词可以准确表述辨证所要求的心智活动的特点。② 这种临床思维方式是分析？组

---

① 正如我在第二章所指出的，辨证论治可以看作是一种学院派的方法，它将各种证候集合为一种（暂时性与不确定性的）存在。关于聚集（gathering），参见 Heidegger，"The Thing"，以及《庄子》，第380页。这一章主要集中讨论图1中认知的部分，而非行动的部分，第四章则会通过行动的视角来探讨整个辨证论治的过程。

② 我在此优先选用了"discerning"这个动词，关于它独特的意涵，参见 Smith，*Discerning the Subject*.

装？分类？回忆？建模？讯问？解释？理解？情境化？追溯？连接？关联？认知？……即便教科书列出的标准分析方法（八纲、病因等等）也是五花八门；这些方法并不能叠加成一个大的思维方法论。而且他们通常是放在一起使用，此时还能给出一些相互矛盾的结果。

我接下来会更进一步考察辨证过程，并反思临床接触中思维过程的模糊性和开放性。不过，在此之前不要忘了我们在讨论普遍意义上的思维和理性。比如，让我们思考一下题辞"医者意也"中的动词。① 近来常常有人援引这一古老的习语，以建立（或重新打造）医学的物、思维和行动的哲学与理论基础。"医者意也"中的动词是古汉语中最常见的系动词"也"，它以一种事物来描述或定义另一种事物，在两者之间建立对等的关系。"医者意也"也是在用一种强调的语气来删繁就简，说明那显而易见，却又容易被人忽略的事实："医学说到底就是思维！"②在逻辑上，这个系动词前后反过来也成立。思维也是医疗，或者说，"医学"至少是各种各样的思维中至关重要的一种。也就是说，思维的范畴里包含医学，因此医学从来不止是机械技术，对已有充分理解的病情做出修正即可。如此，"医者意也"完美道出了本章的任务，它旨在向你传达这样这一种观念：任何有思想的

---

① 参见 Kaptchuk, *Web That Has No Weaver*, 59—60. 我在此把"意"翻译成 "thought"，它的含义并不仅仅是"认知"，另外也包括意图、对潜力的认识、对物和事件的知觉性立场、一种聚合性的专注力等等。

② 这种对"思维"激进的理解让我回想起了实用主义对"思"与"物"之间常识性区分的问题化。有些人可能会坚持说医学还包含许多其他的物（药物、显微镜、病毒、疾病等等），但实践哲学认为思考观念与察觉事物之间的区别并不大。参见 James, *Essays in Radical Empiricism*, 特别是 1—3 章。

个人都应该想要明白中医如何思考。

但要注意了，这一章很多内容都是在阐释现代系统化的中医里相当专业的方法。即使我已将它们（过度）简化，这些实践和概念、这些陌生的物，对大部分人而言仍然不易领悟。文中的图表意在帮助读者理解，而且我会不厌其烦地反复讲述一些哲学的基本问题。不过，读者当然也可以跳过那些临床的技术性细节，从详述的方法中去寻找散落的具有哲学价值的内容。

理法方药

1935 年，著名的历史学家、出版人和医学家谢观完成了一部文辞考究的作品《中国医学源流论》。这部书的篇幅不长，行文言简意赅、用词文雅。它一度影响很大，但我认为它仍然是实至而名不归。[①] 在谢观写作这部书时，中医学正处于一场危机当中。当时为了促进医学的现代化，一些生物医学专家试图在国家层面禁止中医从业者行医，这项禁令差一点就通过了。[②] 中国那时已经开始了对日作战，整个国家也由于军阀以及国共两党的斗争处于分裂状态。"国医"的支持者们并没有什么时间和资源去推进他们

[①] 谢观更为人所熟知的成就是编辑了《中国医学大辞典》，这是第一部关于中医的多卷本百科全书，如今仍在被重印。他的《中国医学源流论》充满了丰富的历史材料和高明的阐释。尤为重要的是，面对现代化和科学化进程对中医毁灭式的标准化和简化理解，这部书可以看做是对中国医学多元传统的维护。也许这种具有政治性的历史特征可以部分解释它在当今隐而不彰的境遇。另一部晚近出版的更为通俗的中医历史著作，参见任应秋：《通俗中国医学史话》。

[②] Lei, *Neither Donkey nor Horse*.

共同的现代化和保存国粹的计划。即使在这种高度紧张的政治环境下，谢观仍然完成了作为一名学者和理论家的目标。他也坚持"医者意也"。

他的另一句言简意赅的口号时常被当今的中医界引用，那就是"理法方药"（参见栏2，根据谢观的"理法方药"观念制作的图示可以用来和图1中的"辨证论治"图做一对照）。我在广州学习中医时，经常有人跟我明确表示，理法方药"概括了这一领域的精髓"。当时我并不理解这种说法，从这里笨拙的英文翻译（patterns, disciplines, formulas, medicines）也可看出，这个表达对于我来说是多么冗杂和不足。在我看来，其中列出的事物既不连贯也不对应，它不能概括任何事物的精髓。

在了解谢观提出这句口号背后的思想史之后，近来我一直在思考这些词。我们先来看四个词中的第一个。"理"这个概念在中国哲学史中相当重要，它在宋元时期的理学运动中有着至关重要的地位。它最原始的意思是"纹理"，可以用来描述木头的纹路或者水流的流态。但是英语世界中的哲学家们——尤其是那些沉湎于朱熹的新儒家伦理学和形而上学的哲学家——在很长时间内都把它翻译成"principle/原理"。这种翻译将此概念过于理想化了，即使在中国那些最为形而上的哲学家眼中，理也并不完全等同于 principle。①

---

① 关于这一问题的思考都反映在了 A Source Book in Chinese Philosophy 一书多个版本的翻译和评注中了。书中同样也讨论了除朱熹之外的学者对"理"的阐释。但在这部权威的教学用书中，作者们倾向于将"理"始终如一地翻译为 principle。参见陈荣捷编辑的第一版与狄百瑞（William Theodore de Bary）和卜爱莲（Irene Bloom）编辑的第二版。

毕竟，principle（原理）是可以从它所阐释的事物中分离出来的。它宣示的是一种飘渺而完美的存在，只有和它的物质性表达重新结合时，方能获得现实的重量。而医学中的"理"从不是虚无缥缈的，我更倾向于将它视为（身体的）"纹理、机理"（pattern）而非（思考的）"原理"（principle）。

当谢观和广州的老师们推荐我去思考"理"以及后面三个术语时，他们脑海中可能在想什么呢？探寻答案的方式之一便是查找现代词典中的定义。我在此列出一些现代标准词典中给出的简短定义，并在括号中做出我自己的评述。① 理是（1）物质组成的条纹；纹理［非常具体和个性化，不是吗？纹理不是一个孤立的物体，也不是完美的原理］；（2）道理、事理、合理［这是理性组成部分中的完美的"原理"吗？］；（3）自然科学，有时特指物理学［自然动态机理的科学？］；（4）管理、办理、处理［就像管理工人工作的主管一样］；（5）整理，使整齐［这是个非常日常化的定义，我必须把我的事情安排得井井有条，整理书架］；（6）对别人的言语行动表示态度，表示意见［最后这个定义让人想起日常口语中的否定表达："别理我"（我只是个打酱油的）］。

如果"理"可以同时包含所有这些哲学与日常之物，如果它是作为动名词使用的（这在标语"理法方药"中表现得很明显），那么它确实对我们理解中医学思维颇具助益。我们暂时把它在"理法方药"中的含义理解为"通过关注事物的自然机理对其进行注意与整理。"

---

① 参见 1978 年版《现代汉语词典》的"理"词条。有趣的是，专业的中医辞典中从来不会给出"理"的定义。更确切地说，这些材料中"理"的缺失恰恰说明了它在中国人的日常生活中是一个常识性的概念。

栏 2　一种临床接触的形式:谢观"理法方药"的阐释

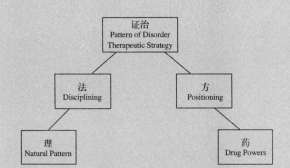

图 2　医乃理法方药

图 2 展示了"理法方药"的流程图。让我们从图的左边开始,从下往上看。一位临床医生将病人的表现(符号征象的发生蕴含"理")聚集起来,并运用一些"传统的"分析方法(法)将体征与不可见的身体过程通过各种各样的专业方式关联起来。再来从上往下看图的右侧,这里医生开始安排治疗性的干预,他/她开立处方(方),根据药物效力和药性的相互关系(药)将它们组合在一起。图的最上方是"证候",这是一种暂时性与不确定的物,表达某种需要医疗介入的状态。最后,在"治法"的指导下,医生选择药物,并依照比例安排在药方之内。

我在此用一则高烧的病例来对这一过程作详细说明,我曾在《知·行》一书中用更长的篇幅探讨过这一案例。(参见该书第 47—50 页)

病人表现的征象——或者说病理过程之"理"的表现——是高烧,烦躁易怒,口干口渴,面红口臭,唇干舌燥,谵妄,食欲不振,便秘,脉滑数,舌苔黄、厚、干。

在此病例中用到的关联性方法,即"法",(至少)包含按照八纲分类法对列出的征象的分析，以及通过四诊合参对征象加以读解，并通过病因分析得来的特定想法加以补充。所有辨证法都试图在理解身体呈现出的多种多样的"理"的表征——或者说是病理性的体征——所显示的病理过程。换句话说，这些方法用专业手段将分散的体征聚集成一个更具条理的身体状况。

这种聚集的过程在"证"或"证候"（参见前一章对陆广莘"证候"使用的探讨）到达顶点。在这个病例中，证候被命名为"春温·阳明腑实证"。随后，"治"或"治法"就很明确了，那便是上清下泻。

药都具备各自的治疗效力，在这个病例中就是"清"和"泻"。它们分别有针对性地作用于特定的脏腑系统，在人体不同的位置发挥作用，"方"即根据这些药物的效力和偏向而订。在这个病例中，医生运用了几个经典方剂，其中包括凉膈散和人参白虎汤，并根据病人具体的体征和症状进行药物加减。他在组合药方时需要时刻牢记一套技术性的考量，这便称之为"处方"。

接下来就是"药"本身了。在这一例春温证的治疗处方中离不开大量的生石膏和生地黄。在医生开具的三种药方中，每一种都包含有11味药，每味药的剂量都经过仔细考量，以达到相互之间的准确的配伍关系。当然了，三种药方都根据病理过程中症状的变化进行了调整。

出于对谢观那精妙而影响深远的"医乃理法方药"的尊崇，我应该指出，很多医生都觉得图2最顶端方框中的"证治"是不必要的。他们认为"证"（柯普曲将其翻译为 pattern of disharmony）这个概念相对而言更为现代,它的发明意在树立一种生物医学中本体论疾病的参照物或对立面。① 谢观的"理法方药"如今仍然被专业的中医圈子广泛引用,但其中却没有提到"证"和"治"。也许在他创作的年代,"证"和"治"还没有被纳入中医逻辑核心的主题之中。的确,在现今和经典的中医文献中,甚至也包括当今的临床实践中,准确识别和命名证候的能力明显不如处方的技艺更受青睐。② 很多临床医生都觉得,在它们想出合适的处方(无论是经典的还是新近创制的)之后,再去对"治法"作详细说明是毫无意义且徒增负担的。图 2 右侧呈现的治疗装置(therapeutic assemblage)也许最适合被看作对不断涌现的自然物(比如植物)效力的实际应用。③ 再回过头来看图 2 的左侧,谢观将病人在诊室主诉的症状称为"理"("理"在中国哲学传统中是个相当复杂的概念)。而这便是一种正在形成中的、尚未被统御的、多样性的自然(或者说病理)实例。

关于这一晦涩的图示,我最后说明一点:临床接触中的事件并非仅能被划分为左与右、聚集与装配、法则与处方。图示的下半部分也有着特别的重要性,它们不断被聚集到上半部分。通过辩证"法"而变得可见的阳明腑实证,之前并不存在于"理"之自然而然的世界。但由于医生和他的思维并不能自外于"理",阳明腑实证可能不过是自然机理的一个更加细化的形式。组合了各种药效的药方并

① Kaptchuk, *Web That Has No Weaver.*

② 可参考张东:《元气·神机》及其医案中的临床逻辑。但也应注意,关于处方的文献卷帙浩繁,它可能是广义的中医领域最常参考的文献。

③ 装置(assemblage)这个概念在后殖民科学研究中变得非常重要,可参考 Verran, "On Assemblage."

没有将药提纯为某种"有效成分"。在门诊药房中根据药方组装在一起的各种植物药和矿物药（在这个病例中就是地黄和石膏）是在整个治疗过程中一系列行动者网络化（actor-networked）的事件中的重要行动者。每种药都保持了它本身自然的复杂属性。那么"理"和"药"可以被看作是"理法方药"过程——这就是医学——的基础吗？中医师们的行动仿佛同意他们是那样看的。

在对中医进行现代化和系统化的尝试中，谢观和他的后继者们运用"理法方药"来为中医正名。让我们再来看一下这个短语的结构，它可以被解析为一个动词和一个结果，然后是另一个动词和另一个结果。其中包含两个医学相关的谓语，它们同时又是两者隐含的主语。如果"理"是推理的方式，那么根据谢观的说法，中医就是通过推理（理）得到一个方法（法），得出方法之后可以据此来开药方（方），在此之后才能根据药方把抓好的药物（药）包起来交给病人。①在第四章我会进一步阐释开药方的过程。这个短语中最后的"药"可以让我们回想起第二章讨论的物之主动聚集。

在谢观的四字箴言之中，"理"是最具影响力的概念。到了二十世纪，关于理性、逻辑、真理和科学等现代概念在中国占据了统治地位（回顾一下上文词典中的解释！）。谢观经过了一番缜密而谨慎的思索，最终在中医领域纳入了"理"这一哲学术语，它既包含现代科学、理性和真理，又与

---

① 医生开立的药方非常结构化，在处方中各种药物用克计重，并仔细平衡每种药物的药性和剂量。描述医生开药方最为常见的动词是"处方"，它指的是医生在药方中根据药物的相互作用将其安置到恰当的位置。

中国悠久的历史和浩瀚的文献有着千丝万缕的联系（这些文献在一定程度上保有了"理"作为纹理的初始含义）。当我们阅读与思索谢观写作的历史背景，他仿佛正在表达自己的态度，要为中国创造一种科学主义的理论与实践的分野。

　　谢观并非孤军奋战。在当时的政治压力下，"理论"成了支撑中医这个古老的临床艺术的话语中的一环，这背后的政治因素太过复杂，在此难以详述。① 不过当时有一些政策制定者认为应该废医存药，也就是保留下中医里那些有效的药物，对于其他——尤其是中医的"传统思维"——应一概摒弃。1930 年代，谢观的"理法方药"在中医支持者中扎下根来，50 年后它仍然作为中医发展的重要指南激励着我的研究，这实非偶然。他和他同时代的人都认识到，在自己的祖国向着现代国家努力奋进时，现代的科学必须要有"理论基础"，也必须是"理性的"。对于一个自认为传统与国粹的医学体系而言，它必须要在本土寻找到自身的理性根基，而经典的东亚哲学传统正为系统性思维提供了丰富的资源（参见附录 2）。以"理法方药"为代表，中医既抵抗科学主义，也代表了一种作为世俗理性的更为宽泛的科学观。

　　"理"是一种思维，它可以产生一种方法（"法"就是干预疾病的具体方式）。这种思维方式涉及了相当复杂的观点和实践。而这种观点在"方药"中被再次重复，通过处方产生了结构化的物的集合（药），你可以把这些零零散散包在

---

① 可参考 Lei, *Neither Donkey nor Horse*.

一起的药拿回家去，熬成汤药。"理法"和"方药"分别对应了两组"理论—实践"，一种既古老又现代的科学就在这组短语中宣示了自身。"理"——纹理或变化的机理——正是在医学领域占据支配地位的一环。

表现征象与四诊

我曾承诺过要用经验性的视角来回答医学思维如何运作，那么现在就让我们聚焦于图 1 中关于"辨证"的部分，从四诊开始。2017 年，我陪同一群美国学生参观一所中医门诊，这一经历再次强化了我对辨证过程中四诊法的理解。我们很幸运地受到了一位资深医师的接待，他非常宽容而有耐心，并向我们简要介绍了中医这个专门领域。在这个自我意识为"传统"的私人诊所，平医生最想强调的就是四诊法，也就是在临床接触中的感知阶段。他进而在病人身上演示了这些诊断方法：望舌苔、把脉、提醒我们注意病人的面色、重复了一些病人的病史。（见栏 3）正如我多年接触的中医专家们一样，他明显也把四诊法中专业的感知力当作中医思维的基础。①

---

① 廖育群在《医者意也》中表明，我们如今翻译成"思维"的"意"，对古代作者来说更多是指"注意力"。关于早期中国哲学中注意力的相关研究，参见 Geaney, *On the Epistemology of the Senses*.

栏3 四诊法

望:观察总体精神状态、面色、舌体颜色、舌苔状态、舌体形态、形体和性情。

闻:听病人的讲话、气息、咳嗽、音质,闻异味。

问:询问如何发病、身体症状、自身态度、担忧、家庭病史;发烧、多汗、疼痛、内在压力、排便状况、日常饮食和食欲、口渴状况、月经、白带、睡眠状况。

切:感受脉搏(每个手腕有三个感受脉搏的部位,分别名为寸关尺),脉象共分二十八种。此外也会通过触诊检查疼痛的部位、腹部的饱胀或软硬、各种与触诊有关或无关的不适感。

平医生给我们展示的是在传统医学的临床工作中广泛传授并依赖的规则。不过,我们可以追问,医生了解病人身体状况的方式有那么多,为何中医会将它们总结为四种诊断方法,并将这一规则如此虔诚地传授给学生们呢? 我们也可以问,为什么只有四种诊断方法呢? 中医传授的(以及平教授2017年在门诊中给我们讲述的)四诊法真的可以反映出一位优秀的医生微妙与多样的感知力吗? 在实际操作中,从病人的身体状况和病史中可得到无穷无尽的信息,而这四种临床观察方法的作用往往在于限制信息的数量。毕竟从病人的视角看来,人体在某种程度上就是一种被威廉·詹姆斯称之为"类混沌体"(quasi-chaos)的存在。[①] 詹姆斯将这种类混沌体看作一种不可知的物质内核,其周围漂浮

---

① James, *Essays in Radical Empiricism*, 34.

着"不计其数的经验之云"，只有其中一部分可以变成别人感知经验的部分，这里的别人即诊断家。

在临床接触中，限制是必不可少的。尽管有些不情愿承认，但我每次去看医生也会感受到这一点。当我离开门诊的时候内心总有一丝不确定，她到底有没有听取和理解我所有的身体状况呢？（或者说，她真的想"理解"吗？）对于什么才算得上是症状，医生和我有着不尽相同的认识。我向她讲述的是一个类混沌体，而她则从我那些不清不楚又杂乱无序的描述中分离出对诊断有用的信息。我们作为病人的体验有些并不值得被医学目光关注，而另一些症状——它们可能并不会被病人自主地感受到——就必须运用一些手段让它们显现出来，而这就需要借助一些医疗器械的帮助，比如验血、超声波扫描检查、血压计等等。

四诊法确立了一种规训，但也搜集相当多的信息。正如栏 3 中显示的，四诊法包括望闻问切。显然通过这种规则可以注意到很多病人和医生的体验：舌头的颜色可以从深红一直到接近黑色；舌苔不仅有各种不同的颜色，还包括燥、厚、腻、剥落等状态；在左右手腕的十八个位点可以感受到二十八种不同的脉象；①医生还要分辨不同的呼吸声和奇怪的嗓音；病人会向医生讲述自己大小便、睡眠、食欲、消化、情绪、多梦等等多方面的情况。四诊法得出的并非一系列的症状，确切的说，它们更接近一种在病人和医生

---

① 平医生给我们讲到了这一点，这也是在教科书中讲授的内容。但在实际操作中，医生不太可能真的用到所有这些可能性。不同医生在临床中检查的脉搏点位和脉象有着很大的不同。

二者体验中的病理过程的现象学。医生从病人对疾病的体验中搜集各种信息,并用专业的眼光在生命的表面来体察和辨别那些可感知的特征,而医生的这种专注力带有一些彻底经验主义的风格。这些疾病的体征是自然病理过程的表现,而这些身体表面显示出的迹象正源自不可见的内在过程。

但当你仔细审视栏 3 中的内容,你也许会提出抗议。你在纽黑文或芝加哥的保健医生,或者一位学习身体检查和病史采集的医学生,他们都会迅速指出这种方法的不足,它遗漏了很多重要的东西。这里面没有测血压和量体温,没有检查心跳、眼底和宫颈,没有检测神经反射,更不用 X 光、CT 扫描和核磁共振去探查体内结构的影像,这可以帮助我们看到处于身体的黑箱之内难以直接观察到的一些重要的东西,而正是这些东西导致了显现在体表的病征。四诊法所搜集的几乎完全是病人体表的显现,尤其如果我们把病人口头表达的症状体验也作为另一种显现,它在门诊空间中通过言语表达出来以供医生参考。①

现代中医只部分接受了生物医学中帮助观察身体内部病灶(比如肿瘤、畸形的视神经、结肠息肉等)的成像技术,这种对技术的忽视往往被视作中医的失败或不足。但为中医辩护的人也同样指出生物医学缺乏现象学的复杂性。生

---

① 威廉·詹姆斯在《纯粹经验的世界》(A World of Pure Experience)一文中探讨了"直接"与"间接"经验之间很肤浅的差异。他的"彻底经验主义"与中医坚持的"以经验为主"很类似(参见 Farquhar, *Knowing Practice*)。的确,"empiricism"对应的中文词汇就是"经验主义"。在中国,这个术语很可能来自于杜威(John Dewey)的学说。

物医学以视觉为中心的体察方式和全身的系统分类学都是外强中干的：所谓的西医对脉搏反映出的很多特征充耳不闻，他们看待和处理全身性疾病（比如新陈代谢或免疫系统疾病）的方式往往是支离破碎的（最好的也只有鸡尾酒疗法），而不会去将其作为一个"理"的过程去做"理性"的治疗。

四诊法是如何融入中医认知实践中的呢？它们在推理的过程中扮演着什么角色呢？他们是"理法方药"的哪一部分呢？简单来讲，四诊法可以看作是一种医学符号学，也就是说它是一种阅读符号的专业方式。我们甚至可以将它看作从阅读中寻找意义的方式。别管我们是不是医生，我们对这种阅读方式都耳熟能详。当我们深受咳嗽、腰痛、偏头痛、健忘困扰时，我们也创造了一种叙事来解释为什么这些症状现在出现了，为什么它们在一起出现了，为什么出现在我身上而不是我的亲友身上。我们也会将这种叙事进一步扩展，以预测这些不适的症状能持续多久，什么时候会改变或好转。

不过，比起辨证过程中产生的叙事，我们作为病人给自己讲述的故事是独特的，并且不那么可靠。四诊法是一种理性的诊疗方案，中医医师可以据此产生的信息来思考病情；它可以被理解成影响全身的病理过程的指标；它也是医生搜集的系列符号，而这些符号与他们经常夸耀的"两千年的医学经验"积累下来的知识密切相关（我很快就会讨论到这一点）。在 2017 年 8 月我去平医生的诊所看病时，他说我有"脾虚湿热证"，即便如此，我可能还是会觉得医生并没有把握我身体的整体状况。① 不过医生可以从证候出发精心仔细地进行医学干预。他熟练地通过检查推断出我身体内的病理和生理过程,并据此定制出适宜的"方"和"药"。他对于我的身体及其意义进行了敏锐的体察,对此我不得不叹服。

对四诊法和辨证过程的强调是中医认知实践的一部分,我将略微从更具历史的角度对此加以探讨。下面这段话出自 1959 年出版的一部相当经典的著作《中医入门》②,其中现代中医的重要奠基人秦伯未在序言中这样写道:

> 中国共产党向来重视祖国医学遗产,并告诉我们:中医中药是一个伟大的宝库③……中医治病,主要是依据理、法、方、药相结合的一套医疗方法。我个人认为从这四个方面来认识中医的面貌,从而理解中医的特点和掌握中医的治病规律,这是学习中医比较正确的方法。故本书的叙述,即分理论、法则、方剂、药物四部,在四部内再分若干项目,作比较细致的介绍。

谢观在 1930 年代提出"理法方药"后,这一精炼的原则仍在不断被重新讲述。(这一方面得益于它的名气,另一方面则

① 我写下这段话时正值芝加哥的八月末,当时的天气又湿又热。对于我们这些患有中医所说的慢性"脾虚"的人,风湿病的季节性发作是与脾脏相关的(脾恶湿)。我们全身的症状会在季夏的湿热天气下变得更为严重。每个人在被初次诊断为脾虚时都会心存疑虑,但历经数年,症状发作总会如期而至,我们就越来越信服这个中医证候的准确性。

② 秦伯未:《中医入门》。我在此用的是 1983 年第十次重印的版本,此次再版共加印了 635000 册。此书在多次再版后仍然广泛流行。关于秦伯未的历史重要性,参见 Scheid, *Currents of Tradition.*

③ 我引用这句话是为了提醒那些对现代中医论述习以为常的读者,这段话确实来自于 1959 年代的文本。

由于中华人民共和国卫生部的支持）上述引文是其中的例子之一。而我于 1980 年代在中医学院学习时，老师们也一再向我讲述这一原则。有趣的是，谢观在 1930 年代使用的"理"在 1959 年被翻译成了现代术语"理论"。[①]

不过对于当前的论题而言，这段引文中最令人回味的是秦伯未提到的"面貌"。这里的用词"面貌"并非医学术语，据我所知，几乎没有其他人在写作关于四诊法或其他辨证论治过程的内容时用到这个"认识面貌"的概念。也许"阅读"医学的符号学过程的特点已经被牢固地建立为一种推理的方法，因而毋需多做评论——顺便提一下，在西医中亦是如此。不过我们还是来看一下这句话的逻辑。大概正如平医生在 2017 年门诊中所做的一样，秦伯未在此也将它对面貌的"认识"放在了他思维实践的根基之上：作为临床医师，他审视显现于表面的体征，并通过理法方药来处理（甚至可以说是定义）阅读征象的任务。在这一过程中，这种做法成了从实践中认知的方式。这种专业的"四诊法"是辨证的开端，那些征象将自身呈现在体表以及病人对患病体验的解释中，以待医生进一步的阅读。

显象与原道

我之前曾经提到过秦伯未所谓的"面貌"，那时我用以

[①] 这正是"辨证论治"发展为中医领域主导性逻辑的关键时刻，而秦伯未在《中医入门》中对"辨证论治"进行了定义、精炼和解释，并始终将其与"理法方药"的临床方法论相联系，他始终坚持其中蕴含具有中国特色的理性和认知。我对此问题的取径与秦伯未类似，关于这种相似的取径，可以对比一下图 1 和栏 2 的内容。

翻译的词是"image/象"。在栏 3 列出的四诊法中也包括一些"象"：比如脉象和舌象，平医生曾强调说这两者非常重要。在第二章里曾经提到了藏象，这里的"象"以可视化的方式将脏腑活动明确地展现了出来。比如面色潮红显示了心的状态（心，其华在面），眼睛布满血丝则是肝的表现（肝，开窍于目）。这种思维方式名为"藏象"，它推定脏腑系统隐藏的活动可以产生一种"象"，而这种"象"是可以被用心的观察者以其感官体察到的。

第二章已经谈到了关于"象"这个字的最为深刻（而巧妙）的运用，在那里我讲到陆广莘用"对象"（我们面对的"象"）这个词来代指物体（object）或物（thing）。对象这个概念有助于我们理解思维（以及阅读、翻译、甚至干预）的诸种方式。这是为何呢？因为——在此我必须再次借助陆广莘式的形而上学——活跃的宇宙抛出这种面对我们的象。对象当然也是物，同样也会千变万化，像我们一样。① 它并不仅仅是我们干预疾病时需要理解和相互关联的"象"或显现。我们需要把握的是它们产生的过程，并领会甚至参与到这个更加整体而统一的"道"之中，正是"道"创造了身体的生命。

中医认为，比起那些展现于人类感官之前的无数零碎的现象（比如疾病征象），身体的病理和生理过程是更为统一而连贯的——用现代理论家的话就是更为整体性的——存在。千变万化的生命过程自有其模式、规律、纹理或源流，但它同时也是妙手回春的医生所把握的无穷无尽的统

---

① 参见附录 2 中张东对于西方二元认识论中物我分离的批判。

一体，也就是"道"。（廖育群说："（道）可以意会，难于言传。"①）换句话说，医学符号学，或者说对显现的符号征象的阅读，并不仅仅是历史上一种将症状转换为证候——这种证候可被"外来"观察者察觉并通过"语言传达"——的标准化形式。更确切地说，对很多中医从业者来说，临床思维完全是一种形而上学的东西，一种可以借由某些终极本源去观察、感受与操作的思维方式。② 不过要明白这些终极本源何以把握，我们必须从万物化成之路的明显多变的"终点"出发，这便是"道"。

对于疾病符号或"象"的阅读、阐释、分类与可操作化是一个实践的问题，这个问题在临床医生面对特定个人的"类混沌体"时经常出现。我们每个人都是万物之中的一个不稳定与不确定性的聚集。医务人员在试图掌握疾病与疗愈的微观演进时，经常提到自然中显现之物的无休止的"生生化化"。③ 下面这段话出自《庄子》（公元前4世纪左右），它的行文中不无欢乐地充斥着大量令人困惑的事物，而这却很好地表达了可感知的万物之生生化化：

> 种有几，得水则为䗍，得水土之际则为鼃蠙之衣，生于陵屯则为陵舄，陵舄得郁栖则为乌足。乌足之根为蛴螬，其叶为胡蝶。胡蝶胥也化而为虫，生于灶下，其状若脱，其名为鸲掇。鸲掇千日为鸟，其名为干余

---

① 廖育群：《医者意也》，第42页。
② 在理解生理和病理方面，"根源"（sources）的概念比"原因"（cause）更有效力。我希望在此处能够论述清楚这一问题。另见附录1。
③ Farquhar and Zhang, *Ten Thousand Things*, chapter 4. 我在此运用"nature"这个词，因为中国医生中经常提到的术语就是"大自然"。

骨。干余骨之沫为斯弥,斯弥为食醯。颐辂生乎食醯,
黄軦生乎九猷,瞀芮生乎腐蠸。羊奚比乎不笋,久竹生
青宁;青宁生程,程生马,马生人,人又反入于机。万物
皆出于机,皆入于机。①

上文中各种难以翻译的词汇大概指的是各种各样的虫,中
国学者同样难以理解其中的含义。不过,这段引文出自《庄
子·至乐》篇,其中清晰地表达了存在(being)的流动性和
成为(becoming)的普遍性。

　　本书的附录 2 节选自张东著作的序言,他也引用了《庄
子》里相同的段落。不过张东所强调的并不是医学实践中
遇到的千变万化的现象混合体,而是人的生命"皆出于机,
皆入于机"。②(根据上述段落,显然从"程生马"到"马生
人"只用了很短的时间!)在张东这篇序言中,他从解释自身
临床的逻辑开始,并一路从显现和万物追溯到生命自然产
生时原初的统一体。

　　在这一点上,他受到了古代道家宇宙观的启发,也就是
"三生万物"。③ 这句话是什么意思呢? 张东的解释里引用
了"轴心时代"(公元前 800 至前 200 年)的说法,他相信从
中可以启发关于中医经典逻辑的思考。在轴心时代出现了
很多思想家,它们都不约而同地提出了各种学说来解释宇
宙的运作。张东写道:

　　　《周易》和《道德经》及道家丹道养生思想中隐藏了

---

① 《庄子·外篇·至乐》。
② 张东:《元气·神机》,第 ii 页。
③ 张东:《元气·神机》,第 vii 页。

让元气恢复无为的方法。"道生一，一生二，二生三，三生万物"，一为元气，二是阴影，人体的脏腑气血可以比喻为人体的万物。要想让人体元气无为就要让人体的"万物"归于一，归于一才能使元气无为，这个过程道家称为后天返先天。①

张东从宇宙演化论的角度讲述了从元气生成身体现象的过程，从字里行间也可以读出他对于元气的理解：元气是一种根植于深处的本原与功能，它是不断运转的身体之中的源泉、根源，或者说是不动的原动力（unmoved mover）。②这种理解可以引出一种诊断学的跨越，它是一种深刻的临床思维，远远超越了"循证"的方式去把握身体生命——每一个身体，每一种情况——的精髓。不过当我们去读张东的书时就会发现，作者自身也领悟到，追溯道之根源的重要性更多表现在经典与现代的处方用药中，而非古老而抽象的哲学中。作者试图在书中传达这样一种理念，通过医学经典探寻的"神机"对于指导日常处理医案颇有助益，因其在疾病变化和康复的过程中不断地转化与显现。对他来说，"案"与"方"是更为优先的思维形式，它们能具体而有形地"原道（追溯道之根源）"。③

---

① 张东：《元气·神机》，第 viii 页。

② 如果我们从标准的"中医理论"教科书中查找"元气"的定义，我们很可能会看到说"元气"源自肾脏系统的"先天"及其相关的"命门"。元气的盛衰仰赖于脾胃的"后天"所运化的水谷精气，并通过三焦作用于身体的各个部分。参见印会河：《中医基础理论》，第 57 页。

③ 参见 Lau and Ames, trans. , *Yuan Dao.* 此书的译者刘殿爵和安乐哲（Roger T. Ame）对《淮南子》（公元前 2 世纪）的序言进行了翻译和评注，并揭示出了这一"轴心时代"的宇宙论的思维逻辑。他们在书中也详细阐述了"三生万物"的多重意涵，而由于篇幅所限，我和张东都没有对此多做评述。

关联性思维

正如此前指出的那样,即使像我这样无知的病人也会对自己暗昧不明的体内状况有一些体会和感受,并可据此追溯到难受的"根源"。医学认知则能在所有对象之中看到特定的规律,并将表象和更为统一的"原初"过程中隐藏的根源联系起来,而这种认知则需要经过专业训练才可获得。当医生将四诊得到的结果和中医文献中的分析系统(在解释图1时我曾提到这种系统就是辨证方法)联系起来时,医生的感知就变成了医学的概念(毛主席可能会这么说)。[①]我将在这一节表明,这些分析方法最为显著的特征就是关联和分类。这些分析方法依靠了约定俗成(或传统)的亲缘与区隔系统,并调用了一些关于自然连接与断裂的宏观体系。

要了解这一所谓的"关联性科学",我们可以列举一些在当今中医临床中流行的"辨证"原则,进而展现它们在描述熟知的证候中是如何实际运作的。中医医师们用起来得心应手的分析体系包括八纲、卫气营血、六经、脏腑,以及精/气/血。[②]我们已经通过前文对脏腑系统有了一定了解。表1中的五脏体系(见第二章)总结了传统中与五脏相关的网络连接,通过它我们可以了解一些在临床中可能会用到的关联和区隔,它们能够将可感知的对象转化为潜在

---

① 毛泽东:《实践论》,收入《毛泽东选集》。
② 除此之外,中医当中还有很多其他重要的分析方法,我在此就略而不谈了。比如伤寒派的医生就比较喜欢使用"六淫"辨证法。

的系统性过程。不过，在大多数情况下临床医生都不会仅仅运用五脏体系来分析疾病。比如，像八纲这样的关联体系就是临床中几乎总会用到的分析手段。（参见栏 4）

任何体征都可以依照寒热、表里、虚实、阴阳来分类。通过四诊法收集的事实可以依据八纲来进行分类，这种分类有时是非常直观明了的，比如发烧和口干明显就属于热证和阳证。尽管如此，这些关联大体上是约定俗成而遵循传统的。用毛泽东的话来说，这些分类是"人民群众数千年来对抗疾病的经验总结。"医学生和医学从业者都需要牢记这些知识。这些已知的系列关联为医生的思维提供了资源。

让我们用一个具体的病例来仔细审视一下临床工作的实际情况。假设有一位病人主诉有一些"心"相关的症状，比如心悸。这很容易就能猜到症状是和心系统有关联的，不过这种直觉并不能让你有进一步的了解。五脏系统并不仅仅有心脏自己，临床观察到的心系统病症只会让你更加好奇，是否有其他的症状可显示出更为深层的失序呢？通过把脉，你注意到病人的脉象"细"、"虚"（这些体征一般会提示病人可能气血两虚）。你可能也会注意到另一些确定的事实，比如病人面色苍白，近乎青灰。通过舌诊你观察到病人的舌质淡白，这可以关联到八纲中的"虚证"和"寒证"（参见栏 4）。如果舌苔同样发白，这就再次显示了病人可能有气血两虚证。这里提到了气和血，我们从中可以看到辨证中的"精/气/血"方法也在发挥作用。八纲分类法显示出这并不是与"精"有关的深层疾病，而且也并没有出现和血虚有关的征象。此时你就想，"心主血脉"，"开窍于

栏4 八纲辨证

寒热证

寒证:肢冷蜷卧,懒动少言,身体僵硬,面色苍白,唇淡舌白,身形瘦弱,舌质淡,嗜睡,小便清长,喜暖喜热,脉沉迟……

热证:喜伸足仰卧,津液不固,烦躁不安,面、唇、甲色红,目赤,口干舌燥,舌苔焦黄,鼻涕黄稠,口渴喜饮,大便燥结,脉浮、洪、数、实……

表里证

表证:恶寒,低烧,头身疼痛,鼻塞,四肢疼痛,舌苔白,脉浮……

里证:高烧,烦躁,口渴,胸腹疼痛,便秘或腹泻,小便短赤,舌苔灰黄,脉沉……

虚实症

气虚:气短,形寒肢冷,头晕,耳鸣等等。

气实:胸闷,腹部不适,恶心,潮热,谵妄等等。

血虚:面色苍白,烦躁,盗汗,痉挛,津液不足等等

血实:局部肿痛,腹部剧痛,胀气,黑便等等

(五脏都有类似的虚实证)

阴阳证

这一类关联系统依据阴阳运化的规则对前三者进行总结概括,但相对应的症状却非常多,在此就略去不谈了。

舌"，"其华在面"（见表 1），这样你就确定了一个非常直接的证候："心气虚"①。以下是这种证候的标准描述：

> 心气虚证：心悸或怔忡，易惊，难寐，健忘，面色淡白，少气懒言，自汗，神疲乏力，舌苔白，舌质淡，脉细弱。②

当你开始问诊的时候，你会问病人是不是经常健忘，没有缘由地出汗，或者入睡困难。当你提出这些问题时，通常会给病人留下深刻的印象，病人有时会反问道："你是怎么知道的呢？"

是呀，你是怎么知道的呢？也许是你记住了大量的关联体系，并且能够根据病人显现出的零碎体征进行迅速的组合或区分。通过这些关联系统，你确定了病人并未（或者尚未）出现更深层次的问题，比如说肝脏的藏血功能失调。病人乏力的状态更可能是源于阳的不足而不是阴的过剩。证候通过关联系统得到了令人满意的确认，不过从中也可以辨识出一个动态的场景：寒可以影响过度的热，表证可以发展为里证，某系统的实可以导致其他系统的虚，当然刺激性的阳也需要稳定性的阴来补充。临床医生们都可以很好地理解这些过程性的趋势（在此我只讲到了八纲辨证体系下的病理过程，并对大多数中医医师复杂的思维进行了许多简化）。通过多种辨证方法建立起来的关联形成了一个

---

① 尽管也会有血虚证，但气虚是更为普遍的证候。由于在气血关系中气能行血、血能载气，显示血虚相关的体征（尤其是心脏系统的功能）几乎都可以将根源归结到气虚中去。

② 邓铁涛：《实用中医诊断学》，第 215 页。

动态的场景,一个病情不断出现与变化的证候。然后需要医生来进行相应的治疗性干预,在追溯气的根源中时刻准备改变它向下和向内的运行方向。

证候的数量不胜枚举,理论上说是无穷无尽的。甚至在某种意义上讲,常用的辨证方法也过多了。这些方法同样有效而且相互重叠,每位医师都必须从中找到正确的答案,推断出一种可以说服自己和病人的关联方式和证候名称,比如说"心气虚证"、"春温·阳明腑实证"(参见栏2)。对了解证候的人而言,被辨识和命名的诸证候应该显示出会合的特征,并表达出更加一般性的过程。如果想要成功阻断疾病的过程并有效地推动身体逐步康复,医生就必须要理解这些现代中医的生理学和病理学。①

结　论

这一章开头我引用了源自公元 5 世纪《后汉书》的一句谚语:"医者意也。"并没有证据显示这句话在中国漫长的医学史中曾被经常性地引用,尽管如此,近来中医史家和理论家廖育群却再次让这句话的重要性突显了出来。他在 2006 年出版了一部专著,主标题便是"医者意也",副标题为"认识中医"。他在书中这样评论道:

在郭玉(公元 1 世纪,他认为意之不存,用药不效)

---

① 现代中文中"生理学"和"病理学"两个术语都包含有"理"这个字。关于"理",我曾在栏 2 中做了讨论。如果逐字翻译的话,这两个词应该是"study of the pattern of life"和"study of the patterns of illness"。

之后较早言及"医者意也"的是南朝名士陶弘景(456—536)：故陶隐居云：医者意也。古之所谓良医，盖以其意量而得其节，是知疗病者皆意出当时，不可以旧方医疗。①

这段引文暗示说，古代的名医遣方用药都出于当时对特定证候的体察和意会。廖育群注意到了，对于古人而言，"意"最重要的含义就是"注意力"。"盖以其意量而得其节"，也就是说他们会对想象加以节制。这段古文大概讲的是，中医观察和思考的工具相当丰富，但并非无穷无尽，他们会根据特定的目的来加以限制。廖育群继续写道：

从总体上讲，医家真正大谈"医者意也"是在宋代之后……《太平圣惠方》(公元 992 年)序称：夫医者意也。疾生于内，药调于外，医明其理，药效如神，触类而生，参详变易，精微之道，用意消停。②

这段一千年前精彩的归纳正好可以让本章的论述圆满完结。此外，对于实用主义者来说它的作用不止如此，它也可以带领我们进入到第四章关于人类医学行动本质的讨论。本章所引述的所有权威论断都使我们更加确信：医学工作和思维实践是密不可分的。正如《太平圣惠方》中所言，疾病虽生于体内，但通过体表征象表达于外，这些征象通过(体表的)显现和诉说的人体经验聚集起来。医学则是从外部调理疾病过程。医生的工作就是用感官把握证候，只有

① 廖育群：《医者意也》，第 46 页。
② 廖育群：《医者意也》，第 47 页。

正确把握了证候,他才可以做到药到病除。治疗的效验来自于对传统关联与分类体系的切身把握,同样也来自于对不断变化的生命经验的深度体察。"道"让我们能够切身体悟精微之物,而这在本质上就是实用性的。医学就是有所限制的实践思维方式。

第四章 行动：实践、本、伦理

摸着石头过河。

————邓小平，改革开放早期

在医学领域，行动（action）————或者说"可行动性"（actionability）————是判断物与思维价值的标准。任何现代医学体系都是如此。消毒技术和抗生素是 20 世纪公共卫生行动的基础，正因为有这些抗菌手段的存在，看不见的细菌才成为了最为真实的实物。细菌学思维将卫生、显微镜观察、免疫疗法、传染病防控置于"西方医学"的核心位置，成为西医宣示其合法性和真理性的依据。巴斯德的微生物经过了漫长而复杂的路径才得以作为疾病致病原成为无可争辩的存在，其中主要的原因便是其拥护者们向社会展示了这种物体被识别并加以控制之后，不同人的目标都能够得到更好的实现。

有很多因素可以被说成是致病源，对于病因的解释也因人而异。原因总是多重的。但在经典的生物医学当中,人们往往执著于寻找治疗疾病的灵丹妙药,在这种情况下,人体内特定细菌的增殖具有了特殊的价值。因为在各种病因链条或"行动者网络"中,细菌在近期成为了人为干预时最有效的靶点。[1] 作为聚集(gathered)之物,微生物成为了众所周知的致病因素。科学史家们已经反复证明了,这种在人类体内具有生物活性的物质是在实践的语境中被建构出来的(当然,这并不是说它是虚构的)。[2] 在医学研究中,现存的知识体系往往会形成相对专断的习惯,而这种习惯也会在一定程度上指导实践。范式和思维方式对于事实和重要性的判断往往也表现得比较保守。[3] 与虚构人物和思辨哲学不同,医学中的物与思维必须主动地以合乎伦理的方式去服务于特定人群的期冀。

当中医业者在一个重视科学发展的世界中宣示自身的合法性时,他们首先提出的论据就是中医的有效性,这一点儿都不奇怪。自从 1920 年代以来,中医一直面对着来自现代化与科学化拥护者的攻击,中医业者依然要为他们行医的权利而斗争。为了达到这一目的,他们提出了一个强有力的常见论断,那就是——或许只是为了向那些已经了解中医的人提个醒——中医是有作用的。[4] 尽管世界上很多现代主义者并不买账,但是在中国这一世界上人口最多的

---

[1] Latour, *Pasteurization of France*.

[2] Latour and Woolgar, *Laboratory Life*; Latour, *Pandora's Hope*.

[3] Fleck, *Genesis and Development*.

[4] Croizier, *Traditional Medicine in Modern China*; Lei, *Neither Donkey nor Horse*; Lampton, *Politics of Medicine in China*; Taylor, *Chinese Medicine in Early Communist China*; Karchmer, "Slow Medicine."

国家有庞大数量的病患接受过中医治疗并服用过中药，这些亲身经历说服了他们：中医确实有效。当然，中草药、针灸、按摩和其他一些体表疗法并不是什么灵丹妙药，中医业者和病人们也承认，在一些严重的疾病面前，中医技术并不是那么有效。但那些身患消化系统紊乱、疼痛综合征、不孕不育、抑郁症、慢性疲劳综合征、月经不调、焦虑症、失聪等疾病的人确确实实受益于中医的多种治疗手段。这些病人告诉我们，中医一定是科学的，因为它有效。

然而那些拥护中医、认同中医社会与生物价值的专家学者们并不会满足于这些常识性的假设。我曾在第一章提到，任何地方的医学都更像一种技艺而非纯粹的科学，但这对中医的拥护者来说并不是一个舒适而合理的落脚点。有很多学者著书立说，讨论中医的现状，他们都坚持说中医是科学的，并浓墨重彩地将中医定义为一种集客观性、理性和系统性为一体的科学。但他们有时也无助地认识到，对于"替代"医学价值的真正分歧集中在一点，那便是它的行动针对的和依赖的物是否真实存在。正如张东在《元气·神机》一书（见附录 2）的序言中讲到的，没有任何运用"现代医学"方法进行的实验研究可以搞明白早期中医谈到的物到底是什么。任何试图将《黄帝内经》中的五脏和经络翻译成生物医学中的血管和荷尔蒙的尝试都只能产出一些"想象之物"，不值得费神思考的东西。张东的书不仅仅提供了哲学和方法论层面的批判，它还有着强烈的实践导向，试图去引导当今与未来的临床行动。为了达到这一目的，他将一些中医实践中远非想象而来之物（比如气）置于论述的核心，并坚持说："（实践的）医者意也。"

在这一章，我会再次审视第二章中讨论的那些真实存在却陌生的物（本体论），并重新考量第三章讨论的中医思维方式，并将其当作知识实践（一种实用主义的认识论）。通过必要行动——比如服用抗生素、切除肿瘤、清心火——的视角来观察，只有特定的物是重要的，而非所有的东西都是思想。对于医学技艺来说，行动就是价值的标准，它可以决定哪些物可被感知，哪些思想正中要害。最后，我认为医学行动本身和人类中心的伦理是密不可分的。

石头与河流

首先让我们来摸着石头过河。如今在中国经常会听到这个家喻户晓的俗语。邓小平在 1970 年代末期接过了中国的指挥棒，开始带领中国走出"文革"和极左思想，代之以更加务实的现代化策略。为了向公众宣传他的改革措施，他很喜欢用一些简单亲切的俗语，本章开头的题辞就是其中一例。在这些说教当中，带着一些"大家撸起袖子加油干"的论调，不言而喻的是，在那个年代（现如今也是如此）它同时也代表着官方对于进步、现代化、发展和经济增长的想象。①

邓小平时代开始的几年后，我来到了广州学习中医，我的老师们经常向我强调"实践"的重要意义，这实非偶然。每当我对教科书中的内容有所疑惑，带着问题去请教老师

① 这便是"（改革时代的）中国梦"最早出现的年代，中国梦一直以来都更像是一种假定的概念，而很少有清晰的表述。参见 Farquhar, "You Had to Have Been There."

们的时候，无论问题是关于物、思维还是行动，他们总说："我们以实践和经验为指导。"在某种意义上，他们在鼓励我亲自参与到中医的实践中去，在门诊中去理解临床决策形成的过程，去学习那些对专家而言栩栩如生的事物，比如弦脉或厚腻的舌苔。或许他们只是对教科书上的系统知识的真正的价值有着些许怀疑。

我听从了他们明智的建议，并从此改变了看待老师们的角度。他们都是临床医生，作为专家，他们在充满风险的疾病之林中披荆斩棘，他们从高层那里得到的指导非常少，只能在不断改革的制度中摸索着站稳脚跟。[1] 那时中医的科学实验研究产生的成果少的可怜，而传统——也就是那些中医的古籍——却给医生带来了太多治疗策略上的选择。中医师们一方面要做好工作，又要以集体认可的方式服务于群众，这在实践中相当不易。[2] 毛泽东思想将真理看作阶级斗争的结果（也由此成了一种政治问题）。在那个年代，中国的标准词典在"真理"词条下使用了这个例句："无数相对真理的总和构成绝对真理——毛泽东。"但是，谁的真理才有资格进入"无数"的相对真理中呢？谁来确定这个"总和"呢？在其中有什么标准吗？这样做的目的又是什么？

---

[1] 关于实践科学中认识论与伦理的相对性，史密斯做出了广泛的分析，参见 Smith, *Contingencies of Value*. 客观主义的价值论会假定一种普适性的价值判断标准，史密斯批判了这种观点，并采用了一种相对主义的立场。我写作《知·行》一书时尝试着去接受中医里深厚的实用主义观点，在这个过程中，史密斯的观点对我有着相当大的启发。

[2] 毛泽东：《为人民服务》；Sidel and Sidel, *Serve the People*.

1980 年代是个充满不确定性的时段,中医需要在实践之流中找到自己的道路。让我们来仔细思考一下这一章的题辞,无论是中文原文还是英文翻译都不太能反应它的精髓,它描述了这样一种经历:人需要在不确定性中通过实践不断探索,以期抵达内心渴望的目标。如果我们把这句话理解得太狭隘了,可能就体会不到它所传达的那种特别的感觉:一个人赤着双脚,在湍急地河流中摸索着前行,脚底不稳,水流挡住了视线,他看不清水面下潜藏的石头的轮廓,因而在行进中需要非常小心。在湍急的河流中,人们对现状的了解和对地势的感知都非常有限。让我们想象一下其中的危险,你涉足在一片不稳定的河底,河里充满的危险的水流也在不断推着你向下游移动。当你最初站在岸边观察河面时,似乎多数水流都提供了很多可以过河的地方。但当你尝试着在水中迈出一两步,你涉水渡河的选择就逐渐减少了。即使再多的深思熟虑和提前规划都不能保证你安全地到达河对岸。你睁大了双眼,但仍然不能完全看清脚下的路,你不得不做出一系列的行动,一次只往前迈出一步。当你前进时,你必须接受每一步带来的后果,当你选择将右脚踩在一块靠近下游的石头上,那另一只脚就需要在上游靠左的位置找到支点,这非常难以实现。也许你小心谨慎地穿过了河流,你又会重新思考你的目的地:我到底为什么想要到达河对岸? 不过这种不确定性往往可以得到有把握的回答。对于目的地,个人往往并没有太多的选择可言,不管是在日常通勤的公交站,还是为病患开出有效的处方。

正如中国许多绝妙的谚语一样,这条谚语的内涵可以被更进一步展开，我会在下文回到这一点。不过，我还没有将中医行动的特点做明确的说明，所以现在让我来描述一下中医的临床问诊。这是在整个东亚日复一日的平常事，也可以很好地体现什么是摸着石头过河。从中我们可以了解到很多关于中医实践和行动的特点。

临床中的行动

在中医的临床问诊中，医生通常穿戴整齐，很少用高科技，问诊的房间非常拥挤，没有什么隐私可言。一般来说，在问诊的过程中，医生大部分时间都在和病人交谈，也会进行一些触诊。医生和病人面对面坐在桌子一角，这样医生可以方便地给病人把脉。病人家属通常也会待在一旁。在比较大的门诊里同时也会有学生和实习生，他们备好纸笔或电脑键盘，以便随时记录症状、诊断和药方。这些（不同）身体的安排表达出现代中医临床接触最基本的社会构成，在中国，这叫作"看病"。在这些朴素的门诊室内，医生、病人、学生、实习生和病人家属在一起"看病"。在看病这个目的上，他们每个人基本都是平等的，尽管在专业程度上相差甚远。

当你到了一间大型医院或诊所（比如有轮岗的中医师、可以用医保付款的医院）时，你首先要在前台挂号，选择门诊医生。资深医师的挂号费比较高，而刚毕业不久的住院医师的挂号费相对要低一些。尽管很多医保并不能完全报销挂号费，但除了一些最有名的医生，挂号费一般都不贵（我见过最高的挂号费可达几千元人民币，相当于 300 美元左右。不过，也有医生的挂号费只相当于 5 美元）。如果你不知道今天要看哪位医生，或者你不确定哪位医生今天当值，你可以看一下医院大门内的告示牌，上面有今天当值的每个医生的照片及其专长，以及他们的门诊日期、坐诊时间、挂号费。然后你就可以到前台告诉工作人员要挂哪位医生的门诊，并提前付费。挂号费的一部分会计入医生的工资中。

挂完号之后，你通常会拿到一张小纸条或其他类似的挂号单，上面写着你当天的编号。离开大厅后，你要携带好挂号单和自己的病历本，有时还包括你的检查记录。你可以随意进入你要看的医生的门诊室，那里往往很拥挤，病人、病人家属、学生、实习生往往把座椅都占满了，还有不少人在一旁站着，你需要把你的挂号单放在医生的办公桌上，或者拿给医生的助理。然后你可能需要在门外的走廊里等一会儿，你也许会感到有些不舒服，毕竟你是位病人。你要一直等到屋里有人喊你的编号或名字。

当你终于坐到了病人的座位上，隔着桌子的一角和医生面对面，一些关键的动作就发生了。根据我在 1980 年代田野调查中的观察（如今很多门诊依然如此），医生或者助理会将你的挂号单和一张空白的处方笺贴在一起。近来随着电脑在门诊中的普及，学生/实习生/助理会在电脑上打开一个门诊记录，输入你的编号，并开始填写一系列的表格，其中就包括有填写处方的部分。

让我们来思考一下这种动作的意义。在这个过程中，你和医生之间没有任何对话，他可能连头都还没抬起来，仍然在看他给上一个病人开的处方。但从填写你的处方笺开始，就代表了医生向你作出了承诺，而你也能很明确地知道，他会为你做些什么。每个来看病的人都希望医生能有某种行动，至少是开一个药方。不管医生还是你自己都不需要等着实验室检测结果来确认你确实生病了。你不用担心医生会直接让你回家，并告诉你所有的病都是你想象出来的。在中医门诊中，没有任何纯粹想象的病痛。只要你说身体哪里不正常，医生和你自己都会认定你确实生病了。你们双方也都很确定，在中医本草和针灸技术里，总有一些东西可以治疗你所说的那些身体问题。即使你只是感觉有点儿亚健康（亚健康也是一种被广泛接受的真实事物），你和医生都知道可以用某些手段来调理一下身体，让你感觉好一点儿。

在问诊开始时的第二个关键性动作更加一目了然，它甚至可以决定接下来的走向。医生一开始会问："你哪里不舒服？目前有什么问题？"你的回答也许很简单：胃疼、失眠、不由自主的哭泣、便秘、肩膀痛。你也可能会说得更复杂一些，讲一小段故事："我因为消化问题看了好多医生，他们开的药只有一些有点儿作用，但我的病情还是反反复复……"在病历本或者医院问诊记录中往往都会包括这种病人"主诉"的部分，然而记录的方式和内容的多少往往取决于资深医生的习惯。"主诉"并不是对疾病的诊断，也不是我之前讲的中医"证候"。它是在"看病"这个过程中的"病"，在门诊中有关于它的各种观点。这是中医诊所中为行动设立的目标之物，病人主诉的"病"成为医学干预的靶点。当医生默认病人对病理的观点时，或者当她倾听病人主诉的病痛时，她也表达出中医不容置疑的道德立场：病人的个人愿望确认了需要被解决的医学问题。①

当问诊开始后,医生和病人之间会根据"四诊"(参见栏3)的原则进行一系列的交流。你可能随身带着病历本,如果这位医生第一次给你看病,她可能会浏览一下你之前在其他医院由其他医生写下的病历记录。医生或助理会将病历本翻到的一张空白页,或者新建一条电脑记录,将医生通过望、闻、问、切这四诊过程所报告的你的体征和症状记录下来。对专业医生来说,你的脉象和舌象最能反映出你的身体状况;你的姿态、神色、动作、声音会为医生判断你的精神和营养状况提供一些线索;你主诉的自己在过去几天或几周内身体状态的起伏会被用来分析动态变化。

这一过程的某些方面已经在第二章和第三章讨论过了,并在图 1 中被描绘了出来。正如我在《知·行》中所说的那样,在各种"传统"知识体系的指导下,医生运用知觉力搜集疾病体征并分析症状,这最好被看作是行动的多种方式。其中一些行动是思维性的,也就是说(与哈金一致),它不仅仅是表征性的,更是干预性的:这种干预是强制性的,

---

① 我在此针对中医问诊提供了一种描述性的观察记录,这有助于将其跟生物医学的临床实践做一对比。在我看来,在中医问诊中医生和病人的互动和生物医学的临床实践很相似,其中一部分原因是,很多现代中医机构的组织形式都是半个世纪前被从事中医现代化的专家们从美国和欧洲标准医学实践中学习来的(比如病历的形式和病史的记录)。另外康吉兰在他的《常态与病态》(The Normal and the Pathological)中也强调,决定医学工作目的的是其社会特性(而非科学特性),即便在 20 世纪中期欧洲的临床实践和病理确认中也是如此。不过,在此我们仍要注意一点非常重要的事实,在中医问诊中,医生往往会很仔细地听取病人自身对于病痛的理解。中医医师很少会怀疑病人有疑病症或者在装病。当然,要理解生物医学临床中"疑病"的判定问题,仍需要做田野调查,我对生物医学临床实践的观察仅仅出自于特殊的病人视角,因此还是不要对其中的差异妄加揣测。

专业性的，并会带来相应的后果。① 比如，四诊法在实际运用中会产生过多的信息（参见栏 3），仅仅切脉一项便可以反映出情况的复杂性：在两个细细的手腕上有 18 个感受脉搏的点位，而脉象一共有 28 种，医生必须从这么多可能性中做出选择。这种选择的过程很有代表性。即便是经过专业训练的医生也不太可能从中找出简单而直接的脉象和清晰的疾病种类。没有任何临床中医师会假装自己能够察觉到所有这些可能性。大部分医生会把切脉限制在几个比较重要的点位，并着重体会几个重要的脉象（比如脉的深浅、寸脉或尺脉、选择与五脏中肾或脾相关联的脉象）。这种选择是一种行动的方式，它可为之后的证候识别做准备。通过分析得出的证候和病人的"主诉"不同，也不是本体论疾病。更确切地说，它是一种具备可操作性的对身体不适的命名。

在很多中医门诊中，看病的终点是一个药方（关于中医药方及其丰富的文化，参见栏 5）。如今药方很可能是电脑打印出来的一张清单，上面列出 4 到 20 种中药，药物按比例配伍，并标明了每种药具体的数量，这些药都可以在医院的药房拿到。有些情况下，单子上还写有简要的说明，告诉患者如何煎煮汤药。接着你需要把药方交给药房，药房的工作人员会根据药方中的配比从药柜中抓药，并包装好，每一包就是一天服用的剂量。

---

① 关于这两种行动类型在科学史中的意识形态的分歧，参见 Hacking, *Representing and Intervening*.

栏5　药方的传奇

人类学家詹梅的作品《另一种世界性》(*Other-Worldly*)对今日世界中的中医学进行了民族志方法的考察。此书的开篇讲述了她的母亲在外祖父的遗物中找到的一张药方。这张药方写于1980年代,开方人是那时一位有名的老中医何立人。这张"膏方"手写在一张粉红色的医院处方笺上,包括一段描述病人情况的"诊断性叙述"、一段各种植物药和动物药组成的长长的清单,以及一段制作这种口服膏方法的说明。詹梅见到这份历史文件当然异常兴奋,这张药方来自她的家庭成员,因而也以一种物质性的方式将她和她的研究,与中医实践所聚集的富于社会性和自然性的世界联系在了一起。她母亲发现这些二十多年前的临床档案之后也很激动。詹梅和她的母亲都认为这份文件凝结着一段丰富的历史和经历,与她父亲和外祖父的生活与身体密不可分,当然它也与生俱来地反应了那位他们与之仍然有联系的老中医在历史上的重要性。詹梅写道:"何医生膏方的发现见证了多种迥然相异的生命轨迹再次纠缠在了一起,难以想象的交集就这样呈现在了眼前,事情的源头被重新定位并显出了多样化的特点,时间重新洗牌,一部即将结束的民族志再次开启并被重构情节。"①

当然,简单直接的阅读并不能让人理解这些文件中潜在的多重意涵。作为辨证论治过程的终点(见图1),

① Zhan, *Other-Worldly*, ix—xi.

开药方需要相当多的技巧。药方本身就包含有各种各样的信息，从中可以看出在门诊中被展示和分析的身体状况。任何受过良好训练的医生都能通过一份早先的药方"读出"在之前的问诊中展现出的疾病状态。这些在病人和家属面前手写的药方有些笔迹工整，有些却写得比较潦草。直至最近，它仍然被看作是每一次临床问诊在实践和智识上的核心。

詹梅并不是唯一一个注意到手写药方（在詹梅的作品里是膏方）的重要性和象征性力量的人类学家，但她可能是少数在出版的民族志作品里强调药方传奇的人。高荣（Colin Garon）在一篇未刊的论文中提及了他在北京诊所的田野调查中注意到的现象：即使年轻的中医实习生也认为，用计算机生成并打印出来的药方强加了一些自身的规则，在这个过程中丢失了某些设计药方和医学思维方面的精华。① 即使在当今的诊所里，当医生仔细斟酌着写下药方时，周围往往会很安静，因为医生的思维正集中于大量的药名和用药数量上，这些思维也逐渐展露于笔端。

药方不仅仅是某位医生的才华和思维习惯的特定表达，也不仅仅是医学直接强力干预的信号，它深刻反映着医学中普遍存在的权力、善行与深奥的洞察力。它也证明了很多人喜欢说的那句话：医者意也，即便那些逐字列出的药物清单也是如此。人类学家王君在她关于现代中医的历史民族志中认识到了这种复杂性。王

---

① Garon, "Clinical Concrescences."

君在博士论文里运用大量案例论证了书写的实践在过去与现在一直是中医工作的核心。她的研究集中于现代最为著名的中医史家任应秋,为此她进行了大量的采访,查阅了丰富的档案。在这个过程中,任应秋的病人、学生和家人有时会拿出他们珍藏的"方子",这些方子是任应秋生前写下的,如今纸张已经有些破损了。她解释说:"当病人拿着方子到药房抓药时,或者去找另一位中医看病时,这张方子就是医生的面子。"①换句话说,名医和他们的学生、老师、手写药方以及药物本身共同组成了一种权威的复合体,而这种权威复合体就被凝聚浓缩在了一张小小的纸片上,上面承载着手写的药物清单,它并不能像废纸一般被轻易丢弃。

在博士论文中,王君讲述了一段1998年的往事,在她结束田野调查后,一位身患癌症的老朋友告诉她,任应秋曾经给她看过病。② 这位朋友稍微翻阅了一下自己的病历文件,从中找出了那些在1980年代早期开出的药方。王君的朋友和另外四位访客都对药方中工整而娴熟的书法大加赞叹。这些药方似乎将她们都连接了起来,尤其是连接了这位经历癌症复发的朋友和1984年去世的中医大师。同时,她们也都想知道如今是否能找到同样优秀的中医来治疗朋友危及生命的癌症。在她们看来,漂亮的书法就是任应秋高超技艺最有力的证明。

---

① Wang, *Life History of Ren Yingqiu*, 7. 王君还注意到,在中医博物馆里总是会展出一些名医的手写药方。很多名医生活的年代都距今不远,但这些几十年前的药方并不会因为不够古老而遭到轻视。
② Wang, *Life History of Ren Yingqiu*, 118.

尤其当你因为久治不愈的慢性病去看中医时（这在当今的中医门诊很常见），医生会让你先把药拿回家煎煮服用，观察症状的变化，几天或者一周后再来跟医生探讨一下药物的效果，并根据具体情况调整用药——对中医生理学和病理学来说，这些持续进行的"生生化化"的表现是很自然的。[①] 即使是一些似乎无关痛痒的事情，你也可以告诉你的医生，而她也总是会有办法针对你主诉的症状调整治疗方案，最终帮助你更好地恢复健康。

有求必应

在叙述中医门诊的"看病"过程中，我着重强调一些平常的动作和习惯，并描述了一些众所周知的在中医门诊中实际发生的状况。[②] 当病人去看中医时，他不会想着中医

[①] Farquhar, "Time and Text"探讨了中医临床行动中不断持续进行的各种小修小补。关于生生化化，参见本书第三章以及 Farquhar and Zhang, *Ten Thousand Things* 的第四章。（此书中译本见冯珠娣、张其成：《万物·生命：当代北京的养生》，沈艺、何磊译，北京：生活·读书·新知三联书店，2019年。）

[②] 从1990年代开始，中国的公共卫生在财政、机构层级设置和制度环境方面进行了一系列的转型，在这些转型的刺激下，一些城市建立了很多以中医为主营业务的私人诊所和私家医院。在这些私人机构中，病人会支付很大比例的诊费。因此，为了吸引病人，私人机构会在管理上进行相当多的投入，以让病人感觉到他们接受了优良的服务，并有经验丰富的老中医来给他们看病。这些诊所往往会用计算机系统来储存病人记录、管理药房清单以及配药过程。有些病人因为工作繁忙没时间自己煎药，这些诊所也配备有专门的代煎药房给病人煎煮汤药，病人只需拿回家在微波炉里加热即可饮用。不过，除此之外，诊所几乎不会提供任何其他的"高科技"服务。朴素的诊室和学术的传统被自觉地保留了下来。张东也在他著作的序言（见附录2）中提到，中医这种最为经典的医学却有着"朴素"的特点。他的观点与公众对中医特色的看法是一致的。

会给他做核磁共振或血管造影。他们也许会带着检查结果、X 光片或超声影像,但他们期望中医医师会把这类信息转译成"更为传统的"语言。作为病人,我们都期待能够见到一位在治疗疑难杂症方面经验丰富的专家,关照我们那些顽固的身体不适,在离开的时候带上几包中药。不论医生还是病人都很确信这些药物会有一些效果,不一定是灵丹妙药,但是持续改善身体过程的起点或起步。

尽管有些病症很难治疗,但人们总是确信在中医门诊的行动会有效。这种态度让我想起了在中国各地佛教和道教寺庙中常见的广告语:有求必应。中国寺庙中的神灵有着很多方式展现自己的神通——可以通过占卜,也可以通过僧尼来解读占卜的结果,通过行动或快或慢地干预你的生活,或者通过佩戴写有经文的护身符带来好运。而这一广告语是他们最为直接的声音,也给人们做出了最切实的承诺。

中医有一项相似的承诺。在第 3 章的结尾,我引用了一位现代中医理论家的著作,而他则征引了一部 10 世纪的哲学著作,内容如下:

> 夫医者意也。疾生于内,药调于外,医明其理,药效如神,触类而生,参详变易,精微之道,用意消停。①

这段话总结了近几十年来从深思熟虑的中医医者中浮现的复杂的自我形象,它既让人印象深刻又容易引起争议。至少在这段廖育群援引的古代文献中,思维(心智的表现)与行动(共情的医疗干预)分不开。这里传达的信息和我们带

---

① 廖育群:《医者意也》,第 47 页。

着自己的主要烦恼去当地寺庙求神并无二致："你能把需求说清楚一些吗？"它能够被"阐明"吗？如果你有求而来，"我们必会回应"，至少能给你的命运带来些许"调整"。

在这里，我将"医明其理"、"药调于外"（见图1辨证论治）的医学行动比作神的灵力。[1] 医学行动于是被赋予了一种共享或分散的能动性。医明其理，但医生并非唯一的行动者。药——那些拥有久为人知的效力的自然药物——也是与医学思维共同发挥作用的行动者。

廖育群对药物"调理"疾病的能力毫不置疑。[2] 如果您带着需求而来——某种有特征的病理、某种证候——我们那些疗效如神的药物会应您所求，对症下药，或施温补，或安神和胃。这种对药物效力的信心相当普遍。那葭（Carla Nappi）对17世纪著名的本草学家李时珍的研究重新发现了本草传统已知药物的两种能力：参与持续变化的过程，以转化的方式表现各自的药性。[3] 另外，我和赖立里最近开展了一项关于中国西南省份的草药医生的研究，为此我们访谈了很多上山采药的民间治疗者。他们研究、使用多种

---

[1] 参见王斯福（Stephan Feuchtwang）《宗教人类学》（*Anthropology of Religion*）及其他作品中关于"灵力"的讨论。关于中医技巧中的"灵"或"灵活"，参见Farquhar, *Knowing Practice*. 廖育群在《医者意也》讨论中医医师的部分也很重视"灵活"的意义。

[2] 苏珊·科克伦（Suzanne Cochrane）在一封私人通信中提醒我，作为一个在英语国家行医的中医师，她认为在很多情况下"调"更为准确的翻译应该是"attune"。相较于那篇10世纪文献中"调于外"的说法，这种协调全身和生命的方式可以说是中医实践中更具野心的事业。10世纪文献中的说法是针对病痛从"外部"进行调节的方式。与"协调"（attune）这种更加整体性的论述相比，它可能算是一种更为局部的过程。

[3] Nappi, *Monkey and the Inkpot*. 那葭的研究显示，李时珍在对变化及其模式进行"参详"时居于非常有限的思想资源之中。

植物以及其他自然产物,并对这些药物有着深深的敬意。他们相信,对于每一种人类的病痛,在中国的广袤原野都能找到一种相应的自然产物,它可以影响病理进程,在人的身体与生命中"调整"方向。中国城市里的老中医——无论他们是在公立医院还是私人诊所中工作——都明白,表达对自身治疗方法的信心本身就是工作的一部分。一位见多识广的医生往往会通过微笑来打消病人的疑虑,这样可以增加病人的依从性,并让她更为耐心地克服治疗过程中的困难,即使其中包括着喝下很多苦口的汤药(相关论点可参见附录1"中西比较与因果关系")。

当然,"千变万化",现实就是万物,它们既活灵活现,又变幻莫测,向我们扑面而来,令人眩目;如庄子描绘的虫与程,抑或陆广莘讨论的"对象"(见第2章)。万物生生化化,从不可见的源头喷涌出成千上万的对象,如水流过看不见的石头。也许这些物——膝痛抑或舌象,便秘抑或病案——既是流水也是石头。要穿过坑坑洼洼的现实,我们必须摸着石头过河。医生和神灵都在探寻着通往彼岸之路,而那个彼岸则代表着健康和好运。

这个令人迷惑的实践之流是一种廖育群所说的可以"触类而生"的特殊专业技能。① 让我们再来重新审视一下

---

① 安德鲁·皮克林(Andrew Pickering)在《建构夸克》(*Constructing Quarks*)和《实践的冲撞》(*The Mangle of Practice*)两部著作中通过对实践中知识的细读为科学论领域做出了创新性的贡献。他的观点与本书也密切相关。蒋熙德(Volker Scheid)也在 *Chinese Medicine in Contemporary China* 一书中讨论了中医的"多元与综合",他也用到了皮克林处理科学实践中涌现(emergence)的方法。(安德鲁·皮克林两部书的中译本见《建构夸克:粒子物理学的社会学史》,王文浩译,长沙:湖南科学技术出版社,2012年;《实践的冲撞:时间、力量与科学》,邢冬梅译,南京:南京大学出版社,2004年。)

栏4中由八纲分析法整理出的体征和症状。医学从业者们
运用这个相对简单的方法便可以学到如何将各种体征和症
状分门别类，归入到相应的"纲"中去。他们明白，将现象分
类后得出的结果可以准确反映一个条理清楚的潜在过程。
那些提示病人有温证、虚证、里证、阳证的症状，经过"八纲"
的分门别类，就可以为之匹配药性相对的药物——也就是
那些性凉、补养、发散以及属阴的药物——而这些药便可以
应对和调节病理之流。① 需要注意的是，在这个情形中的
行动者比我已经提到的还要多：不仅有医生和他的辨证思
维，也不仅有药物和它们众所周知的药效；另外也有病理过
程的变化和意外，以及证候造成的——我们希望仅仅是暂
时的——厄运。

　　医学是有求必应的。廖育群《医者意也》中的引文也提
到"药效如神"。"有求"，你到门诊主诉了自己的症状；"必
应"，医生给你开了一副药方。此外，作为经验丰富的医生，
我们也具备特殊的能力。我们首先"（阐）明"你出现的病
证，然后就可以恰当地运用"如神"的药物来治病。正如天
宫中的神灵也分三六九等，中医医师也并非全知全能无所
不在，但他们都知晓药物的转化效力。

　　尽管廖育群的引文中讲到"药调于外"，但这种医学干
预并非完全来自身体外部，关于这一点，我在第三章已经通
过张东（另见附录2）和庄子的论述有所说明。廖育群所引
用的古代作者也随即指出，要达到"药效如神"，需要"触类

――――――――――――――

① 需要提醒读者的是，我在此以八纲为例只是为了将中医思维中的辨证和对
　抗病理的逻辑讲清楚。临床医生在实践中不太可能单独使用这一过于简
　化的方法。

而生,参详变易"。我仍然要坚持本章题辞中的隐喻,医生与病人、门诊与药物、生理与病理过程,这些行动者仿佛在一同渡河,有诸多冲散、冲走与意料之外的危险,大家在这些实践的困惑中互相协商与"接触"。所以我们现在应该去寻找"精微之道"背后所隐藏的特殊效力,也就是"思维运用"(thought-in-use)中的行动方式。

五行生克

现代中医教科书通常将中医的"理论基础"归纳为两个经典的思维体系:阴阳与五行。[①] 我在前文已经通过八纲辨证的例子说明了阴阳的逻辑是如何在辨证中具体操作的。我同时也强调了这类专业思维的限制:一方面,中医的分析方法限定了在临床接触中的感知;另一方面,杂乱无序的疾病溢出了常规分类方法的所有限定。也许有人会说,阴阳在观察事物发生过程时是一种强大的思维方式,但也因其过于宽泛,导致它并不能提供任何明显的医学干预靶点(这样就可将阴阳与本章讨论的医学行动做一比较)。医生必须要用到八纲这样专断的关联体系从阴阳做出进一步区分,只有这样,他们才能够"药调于外",也就是选用阴阳

---

① 我在上文提到,大部分人都把阴阳五行当作中医最重要的"理论基础"。但批评的声音同样广泛存在,他们认为五行生克纯粹是迷信,并不能作为现代科学医学的一部分。甚至一些对理论颇有关注的中医从业者也对五行嗤之以鼻,他们觉得这种分类体系相当死板,不能很好地应对临床中遇到的具体病例。作为中医领域德高望重的领袖,邓铁涛则为这一"体系"进行了辩护,他认为在思考体内脏腑系统的运行机制时,五行生克的概念相当有用。参见邓铁涛的两篇论文《中医五行学说的辩证法因素》和《再论中医五行学说的辩证法因素》。

性质相反的药物来对抗病理过程。不过这种加以规整的程序仅仅是中医"思维运用"的开始。

让我们来仔细思考一下五行，这一关联与互动的体系同样也是强大而宽泛的。李约瑟将五行称为"元素"（elements），这是在与盖伦医学中的四元素说作类比。五行同样也是由常见之物构成：木、火、土、金、水。不过经典医学作品讲得很清楚，五行指的并不仅仅是各式各样的实体或者被专断地命名为"纲"。以五行分类的事物相互依存，并有着强大的相互作用。五行之间存在着相生相克的关系，因此我们在病理—生理性的身体时间中可以看到的林林总总的关系。

乍看之下，五行似乎仅仅给实践带来了更多的困惑。《素问》中有一段话就证明了这种困境：

> 东方生风，风生木，木生酸，酸生肝，肝生筋，筋生心，肝主目。其在天为玄，在人为道，在地为化。化生五味，道生智，玄生神，神在天为风，在地为木，在体为筋，在藏为肝，在色为苍，在音为角，在声为呼，在变动为握，在窍为目，在味为酸，在志为怒。怒伤肝，悲胜怒；风伤筋，燥胜风；酸伤筋，辛胜酸。[①]

这段话文词古雅，如果仔细分析起来，其中包含的很多关联与当今对于万物五行分类的理解是相互矛盾的。特别是现代医学治疗针对的身体在很大程度上是脱离其所处环境的，现代的医生也不会过度地去关注什么"东方"或者"角"、

[①]《素问·阴阳应象大论》，转引自 Farquhar, *Knowing Practice*, 31.

"呼"这一类的声音。这种风与木、肝与酸之间的复杂联系显示出了众多自然界的事物与特定疾病之间的关系。不过现代的五行体系在所有这些相生相克的关系之间安排了一种特定的秩序。

让我们回想一下表 1 的内容,那里列出了一些五行与体内相互渗透的五脏系统之间的关联。用五行的逻辑来看五脏系统,我们可以得知心属火、肺属金、脾属土、肝属木、肾属水。表 2 罗列了这些从属关系及其与五味、五色、五音、五气、五官、五方等等的关联。从当今的五行理论来说,变化无穷的世间万物都可以与五脏一起被归入木、火、土、金、水的分类之中。这里面当然也包括那些"药效如神"的药物,每一种都有特定"味"的分类。

表 2　五行关系图

自然界							五行	人体						
五音	五味	五色	五化	五气	五方	五季		五脏	六腑	五官	形体	情志	五声	变动
角	酸	青	生	风	东	春	木	肝	胆	目	筋	怒	呼	握
徵	苦	赤	长	暑	南	夏	火	心	小肠	舌	脉	喜	笑	忧
宫	甘	黄	化	湿	中	长夏	土	脾	胃	口	肉	思	歌	哕
商	辛	白	收	燥	西	秋	金	肺	大肠	鼻	皮毛	悲	哭	咳
羽	咸	黑	藏	寒	北	冬	水	肾	膀胱	耳	骨	恐	呻	栗

资料来源:印会河主编:《中医基础理论》,第 20 页。

然而,这种五行关系并非故事的全部。如果这仅仅是一种类型学或分类学,那五行对于一种行动主义的医学来说则是静态而无用的。要让五行具有实际的医疗用途,我们必须考虑各类事物之间的有机关联。上文《素问》中的段落显示,五行及其所属的事物是具有相生关系的。目前的观点认为，木生火，火生土，土生金，金生水，水生木。

　　五行相生相克的关系可参见图 3。如果我们用这种模式来思考临床病案，经过一番仔细的分析，我们可以得出如下结论：味酸的药物属木，心属火，而木生火，那么这种药物对心脏相关的疾病就有积极的作用。与之类似，甘属土，脾亦属土，而木克土，因此可以酸制甘。

　　参考图 3 来思考栏 4 中暗含的行动意义，我们会发现，确定面前的疾病表现在哪个（脏腑）系统，怎样的五行归属，及其的真正合适的根源是一件相当困难的事。医学干预的靶点应该是五行中的哪一个呢？纯粹从逻辑上看，图三箭头的指向都过于随意。比如说，治疗心气虚（曾在第 3 章提及）可以按照五行相生的原理，使用属木的药物；但从五行相克来看，又需要减少肾水对心相克的作用。然而如何去减少水火相克的力量呢？也许可以补脾土，而土克水，这样就可以克制肾水的作用。但是只要心火降下来了，我也许会怀疑脾土也出了问题，因为火生土。这种逻辑推导不断

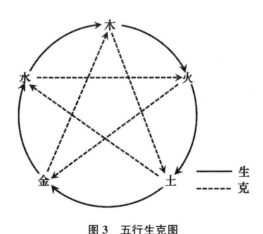

图 3　五行生克图

地循环往复。五行的诊断逻辑在许多紧密的闭环中运作，其中不存在任何单一的病因或病源，并且需要相当复杂的医学干预。

治病求本

仅仅在五行这一种理论体系的探讨中，我便提到了这样一种状况：医生很容易在各种各样的可能性解读面前应接不暇，因而在选择治疗方法时往往难下决断。面对数量庞大的医案、药方、论争、经验、实验、疑惑与担忧、动人的神话以及信仰行为，即使经验丰富的医生也很难在临床中找到任何的确定性。[①] 呈现在医生面前的问题不计其数，而医生可参照的分析资源又相当丰富：即便在自觉身处 20 世纪的中医教育文献中，我们也找不到任何标准的规范手册来指导负责任的行动。

幸运的是，中医界的医生、作家和教育家们在千变万化的病情面前是有一些经验之谈的——有人可能将其称为传统。他们告诉学生和实习生，也经常向我提到："治病必求于本。"这种探寻病理过程之"本"（或来源、起源）的做法是不是一种思维指导下的行动方式呢？

---

① 勒内·福克斯（René Fox）的《危险的实验》（*Experiment Perilous*）和凯瑟琳·蒙哥马利（Katherine Montgomery）的《医生如何思考》（*How Doctors Think*）都针对生物医学实践中慢性的不确定性进行了精彩的探讨。在生物医学的临床实践中，人们都期望治疗规则（参考 Berg, *Rationalizing Medical Work*）和疾病分类（参考 Bowker and Star, *Sorting Things Out* 和 Bowker, *Memory Practices in the Sciences*）能够在诊疗过程中减少疑虑并提高责任。在现代中医临床中也会用到这些生物医学的工具，但很多老中医对此并不信任，甚至深感厌恶。

这里有太多出错的可能性了。在西方生物医学传播到东亚之前，中医学已有很多重要的文献针对治疗中的舛误进行批判性的反思。医案是中医历史文献中的一个重要类别，医案的评论中经常突出一些医生在诊疗中犯的错误，而病人不久之后便遇到了另一位（或许不那么糊涂的）医生——通常也就是医案的作者。[①] 而在医案作者的记录中，患有疑难杂症的病人服了他开的药方后病情有所好转，这便证明他的治疗方法是正确的。他会进一步解释，此前的医生的治疗方法既墨守成规又见识肤浅，而自己则找到了真正的病根。[②]

在中国的医学教育中，我觉得并没有人会去向医学生们解释到底如何去确定这个病根。在晦暗不明的病理过程中，医生们建立关联和推理，或是——在此混用一下"摸着石头过河"的隐喻——在慢性疾病这个湿滑的河床上摸索着区分病理根源和症状表现。即使你通过许许多多的症状得出了一个关于疾病动态根源的假设，你怎么知道你找到的就是真正的病根呢？你怎么知道你是不是胡思乱想地得出了一些看似有道理却压根就是捏造的疾病过程，最终并不能靠它做出任何成功的行动？诊疗的过程充满着类似的不确定性，因此中国的医学教育是个漫长的过程，年轻医生要在资深医生的门诊做很多工作，在拥挤的办公桌前记录病案。的确，在医学教育的后期，老师们期望这些年轻医生

---

① Farquhar, "Time and Text"; Furth et al. , eds. , *Thinking with Cases*.
② 在做中西医对比时，中医从业者经常嘲笑生物医学的思维过于简单直接。他们说："西医太直接了，他们头痛医头、脚痛医脚。而中医是更加精妙的，往往会去探寻更具深度的病根。"

每天都把当日的病案带回家，并将病人的症状和药方抄录一份副本。老师们鼓励学生对每个病案背后的诊疗逻辑进行反复的分析，重温其中没有写明的思维过程，并从中学习那些经验丰富的医生如何在复杂的证候中找到病根，并根据疾病的主次层面订立处方。

在广州，邓铁涛是一位名声在外的中医权威专家。他在《中医基本理论》一书中尝试对治病求本的问题做一初步的介绍。但即便是他这样的权威专家也并没有解释如何去确定疾病的根本。他将其作为一个技术性问题，并寄希望于可以用经验引导学生和读者把握根本。下面是他举的一些例子，可能我们这样容易头痛的人会对此特别感兴趣。他这样解释道：

> 治病求本，就是治疗疾病时必须寻求疾病的根本原因，针对疾病的本质进行治疗，这是辨证论治的一个根本原则。
>
> ……例如头痛，可由外感、血虚、痰湿、淤血、肝阳上亢等多种原因引起。[1] 治疗时，应针对其原因，分别以解表、养血、燥湿化痰、活血化淤、平肝潜阳等方法进行治疗。[2]（这就是治病求本的原则，又叫辨证求因或审因论治）

这个例子中列举了很多证候名称和治疗策略，我们可

---

[1] 关于医学中的病因问题，参见附录 1。邓铁涛在此提到了疾病的"原因"和"本质"，他对于"病因"的关注很明显参考了本体论疾病及其病因论述。当然在此处他探索病因的方法与本体论疾病不同，他强调的是在一个不断涌现的证候中去辨证和求本。

[2] 邓铁涛主编：《中医基本理论》，第 155 页。

以从中看出，这个所求之"本"并不是疾病的结构性基础：它并不是一种损伤，不是可以被消灭的微生物，也不是身体局部的创伤。确切地说，这里列出的疾病的根本"原因"都是疾病过程，它们有其自身的变化，并且牵涉到病人身体的很多部分（不仅仅是头部，也不仅仅是病人在问诊时当下的时刻）。"本"是疾病功能性的根源，它随着时间而变化，要想把握这个"本"，必须在其导致人体痛苦的行为中去探寻。

临床中"求本"的迫切需要与病理和治疗中的时间因素密不可分。在讨论完头痛的问题后，邓铁涛继续讲述他的治疗经验，时机把握的问题在其中一目了然。从中衍生出的最重要的原则就是"标本缓急"。

> 标本缓急是治病求本的灵活运用。
>
> （1）急则治其标
>
> （2）缓则治其本
>
> （3）标本同治①

仅仅看一下其中第一项原则，我们就能看出区分标病和本病是多么地重要。邓铁涛也举了具体的例子来帮助我们理解区分标本的紧迫性。

> （1）急则治其标是指标病很急，可以危及患者生命或影响本病治疗时，所采取的一种救急的治疗方法。例如，肝病患者，当出现腹水胀满，呼吸喘促，二便不通的危重证候时，应先解决标病的腹水，通利大小便，使

---

① 邓铁涛主编：《中医基本理论》，第156—157页。

腹水消退,病情稳定之后,再治肝的本病。①

那么如何去正确把握这种肝病的性质呢? 尽管邓铁涛的行文中仍然没有告诉学生如何进行判断,但"标病"和"本病"都可以依靠丰富的临床经验来辨识。在学习的过程中,学生们逐渐学会了从老师——特别是邓铁涛这样经验丰富的临床医师——的视角去看问题。也就是说,通过老师的讲授,学生们明白自己以后也要去面对一个个的病例,并且不得不在本质与表象、主与次、标与本之间做出区分。正如我之前所说,治病求本也需要思维的参与,它需要对不计其数的显现加以限制,或者依照一种传统的分类过程来确定可靠的证候。此外,医学所识别出的物必须是突显的,是在特定的情况下具备可操作性的"对象"。变幻莫测的病情会产生千奇百怪的"象",但那些在手②的"对象"和我们在生理—病理过程中识别出的"理"则是一种可能被务实之人称为"真实"的子集。

让我们再来审视一下邓铁涛关于标病和本病的经验之谈。邓铁涛在下定义的时候用到了"灵活"这个词,在医学领域,它的意思就是机动而灵敏、反应迅速且效果显著。这个词经常被用来形容中医领域里那些德高望重且天资非凡的医生。这是个非常美妙的词汇,结合了代表生命的"活"以及代表效验的"灵"。神灵和精灵也是"灵"(毕竟他们有求必应):他们展现的那些神奇的法力证明了他们的灵验。医学也是"灵":在上文我们提到了对症下药则"药效如神"。

---

① 邓铁涛主编:《中医基本理论》,第 156—157 页。
② 关于"在手状态"(present at hand)的物质,参见 Heidegger,"The Thing."

也许这个小小的形容词"灵活"可以提示我们，一位优秀的医生也是具备某种魔力的存在，是灵验的生命力的体现。邓铁涛对临床经验的阐释读起来有些艰涩又技术流，但从中我们找到了一种对于临床实践近乎宗教的态度：如果你知道如何从病人症状的体验追溯到疾病的根本，那你不仅能够找到合适的治疗方法，也会精妙绝伦地展现如神的技艺。

以人为本

"灵活"所蕴含的神奇生命力将我们带回了实践的问题，在本书漫谈式的讨论中，我曾做出了一些承诺，有些承诺到现在仍悬而未决，我想是时候兑现它们了。显而易见，在本章标题列出的几个话题中，我还没有讨论到伦理。不过关于另一位实用主义者——也就是要我们"摸着石头过河"的邓小平，我还有几句话要说。

在当今世界的大环境下，"摸着石头过河"的实用主义策略大概是唯一可能取得进步的方法。有些实用主义哲学家也许会说，在不断的变化中相对盲目地摸索实为所有曾经取得的进步的唯一方式。然而，重新审视一下这个隐喻就会发现问题：为什么有人最初会想要过这条河呢？为什么我们所讨论的医学从业者一定要渡过这条河到达对岸呢？也许我们应该转头回家，忘掉那些催促我们过河的所有隐喻，毕竟这个过程很危险很盲目，对岸也不一定就是我们想要的目标。

各种现代中医思想家们都问过类似的问题。因此让我们放弃这个越来越成问题的隐喻,并考虑它更为直接的影响:所有实用主义哲学都有一个顽固的问题。它们似乎并不能为确切无误的伦理或不容置疑的政治提供任何资源。我们都十分清楚真理是一种集体的建构,深陷于浩瀚的自然之道的千变万化之中,由此我们在认识共享世界或普遍伦理规则的性质时都陷入了不可知论:我们如何引导人类共同的道路呢? 列宁的问题在此赫然耸现:怎么办?①

在这个问题上,我们最终回到了特里讲座中的宗教与科学的困境。要回答这个问题,我想再回过头来谈一谈陆广莘,我在前文已经多次引用过这位中医界权威的作品了。就是他将医学之物称为"对象"。他在 1995 年出版了一部论文集,在前言中他主张医学在根本上是人文的。为了论证这一观点,他援引很多哲学与医学界的先贤,以在兼具实用性和相对性的医学遗产之海中一往无前。但正如我之前说过的,这些医学遗产过于丰富了,从中难以找到任何一目了然和众口一致的方法来指导医学行动。对陆广莘的人文主义观点而言最为重要的就是 20 世纪早期著名的文献学家和革命家章太炎的一句话。章太炎也是一名医生,但他最广为人知的身份是一位政治家。② 他在 1929 年出版了一部关于中医现代化的著作,其中说到:"道不远人,以病者

---

① 严格来说,这个问题最早是由车尔尼雪夫斯基(N. G. Chernyshevsky)提出的,他在 1880 年代出版的一部小说就以此为题目。后来列夫·托尔斯泰(Leo Tolstoy)也以此为题出版了一部文集。但在中国最广为人知的却是列宁的论文《怎么办? 我们运动中的迫切问题》(*What Is To Be Done? Burning Questions of Our Time*)。

② Murthy, *Political Philosophy of Zhang Taiyan*.

之身为宗师。"①

从这句话出发，也许能想到上文讨论过的中医工作的日常性特点，还有病人主诉的症状提供了中医知识实践的核心目的。陆广莘的序言采纳了章太炎这一精妙的论述，并进行了进一步的探讨。在"本立而道生"一节的结论中，他谈到很多我一直强调的物与思维：

> 人的生生之气的自我健康能力和自我疼愈能力，是中医学研究者要努力让自己成为的"苍生大医"的服务对象和学习对象，是中医研究者能否成为真正中医的试金石。离开了人的生生之气这个养生治病必求的"本"，也就不可能继续还有真正的中医存在。

> 是故，中医学之道的"道不远人，以病者之身为宗师。"

> 中医学之道，根本在学人！

> 向自己的服务对象学习，

> 向医药的依靠对象学习，

> 向医学的发展对象学习，

> 在养生治病的实践中学习，

> 在实践中求发展。

> 医学，根本上是人学！②

陆广莘这一结论似乎有些逻辑不通。中医在实践中与身体、药物和书籍这些物密切相关，为何它是人学？宇宙中最普遍存在的力量和形式——也就是"生生之气"——怎么

---

① 陆广莘：《中医学之道》，第5页。
② 陆广莘：《中医学之道》，第7页。

最终就将我们带到了某些（仅仅）关于人类的根源呢？我们需要牢记的是，陆广莘以及其他我提到的当代中医权威人士，他们既是医生，也是为中医奔走呼号的积极行动者。此外，陆广莘还是一个信奉毛泽东思想的民粹主义者。陆广莘的哲学思想写作中有一种不折不扣的政治论调。比如在上面的引文中他就提到要努力让自己成为"苍生大医"。他的写作风格充斥着毛泽东时代的论调，因此他以及同时代其他的中医专家们都很典型地坚持要"在实践中求发展"。①

　　陆广莘引用的章太炎的论述"道不远人，以病者之身为宗师"更加发人深省。现代的医学形势不断诉说着行动的重要性。我们必须摸索着到达更加健康的彼岸，因为这就是人们的需要，我们必须在他们的帮助下达成这一目的。陆广莘说："本立而道生。"行动的开始与结束都伴随着对瞬息万变的宇宙中某一部分的承诺，这便是人文。"以人为本"是一种中医学伦理，不过由于"道不远人"，中医掌握着宇宙中所有的资源，包括自然药物、医案、经络、变化之理，它能够运用这些多样的工具对疾病进行修修补补，并推动人生走向更为健康的状态。一些专家将这种行动看作是古代道家的"无为"（张东就是如此，参见附录2）。但不管医学行动运用的是哪种方式（传统或现代，西医或中医，毛泽东思想或道家），思与物都通过医学的目的和决心成了突显、实际与真实的存在。

---

① 毛泽东：《实践论》。

结　论

我想在结论中将我与许多中医权威人士的看法串联起来，并提出最后一个论点。我再此引用陆广莘的话：

> 医学的"医者，意也，在人思虑"，是一种意向性实践观念。中医学就是一门"究天人之际，通健病之变，循生生之道，谋天人合德"健康生态的生生之效的实践智慧学。[①]

在此我们同时从自然与伦理的领域去观察了一种东亚科学的行动方式，它将其独特的认知和介入生命与疾病之理的力量与构成自然宇宙之道的洪流的万物德性联系在了一起。

在很长一段时间里，中医对我来说都是一扇门，它带领我进入一个全新而迥异的物、思维与行动的世界。它允许我去聆听关于深刻事物的探讨，它让我去努力理解，它要求我在翻译中保持密切的注意力，它邀请我将知识理解为一种实践，将治疗理解为一种存在方式。我希望在这些讲座中分享的内容能够让你们因问题而激动，并感受到不熟悉的世界中浩瀚的存在。

[①] 陆广莘：《中医学之道》，第 5 页。

附录 1　中西比较与因果关系

　　用英文讲述中医时有一个无法回避的问题,那就是将中西方的哲学、文化与医学体系做比较。在本书中,我通常将所有现代医学情景下(中医当然是一种现代医学)的实践与理论问题放在一起思考,但我也同意很多中国医学史专家的论点,他们相信在"中医"和"西医"(生物医学)之间持续存在着巨大的差异。我们这些身处"西方"的人谈话与思考所使用的语言与欧洲文明密不可分,如要学习中医,我们需要秉持开放的态度,这一过程会颠覆很多我们习以为常的概念和事实,其中之一便是:某事件是由先前的事件引起的。

　　即使对于医学专家来说,疾病事件也是可怕而令人不适的。在我们学习中医过程中,一种特定的焦虑贯穿始终。在现代公共卫生体系中,中医的医疗体系可能会与我们赖以维持身体健康与拯救生命的医疗技术产生竞争。① 在做

---

① Patricia Kaufert and John O'Neil, "Analysis of a Dialogue on Risks in Childbirth."

比较时，我们运用了很多假设，这些假设规定了医学必须具备的样貌。我们同时也假定自己熟知"西医"理所当然与必不可少的运作方式。你可能会认识到一个常识性的真理：医生似乎知道疾病是由什么引起的，并经常能够消除这恶性的病因。疾病的因果关系链条被医生使用的药物打断。当医学行动针对病因进行攻击时，疾病也就被消灭了。①

因此当我们比较不同的医学体系时，讨论病因问题就显得至关重要。医学史家指出，在西方历史中，以太、女巫、违背上帝意旨以及体液过剩都曾被看作是导致疾病的原因。这些病因有时与当今所说的微生物、肿瘤、基因具备同样的说服力。人类学家最初在转译病因概念时显得有些幼稚，他们会问一些诸如"当地人的哪些概念等同于细菌"之类的问题，而他们给出的答案往往是一些迷信的"信仰"。近来历史与人类学研究倾向于对文化差异秉持一种开放的态度，并试图从整体来理解人们对于以下问题的答案："我们为何会生病？"。② 有些令人意外的是，在回答这一问题时，并非所有人都试图给出一个能够被生物医学专家识别——或通过翻译传达——的"病因"。

---

① 柯普曲（Ted Kaptchuk）指出，这种现代人对于生物医学照护的日常认知实际上来源于医学中较为晚近的发展，那便是对于传染性疾病的抗菌治疗，这也是现代医学史上经典的"魔弹"（*Web That Has No Weaver*，47—48，196）。另见 Allan M. Brandt, *No Magic Bullet*.

② 柯普曲也将对病因问题的讨论联系到这个接地气的问题上，尽管他有时会偏好使用中医词汇："为何会出现不和呢？"（Why is there disharmony?）（Kaptchuk, *Web That Has No Weaver*，115—137）另见本书第124页。

比如,埃文斯·普里查德(E. E. Evans-Pritchard)在阿赞德对特定病痛的"神秘主义"解释中发现了理性和实用性。阿赞德的病患们总是提出的这样的问题:"为什么是我?为什么是现在?"而普里查德则对这些文化与医学人类学中的重要话题做出了回答。① 劳埃德(Geoffrey Lloyd)曾与中国科学史家席文(Nathan Sivin)合作进行了一项重要的中西比较研究项目,他认为"原因"并非哲学乃至科学中普遍关注的话题。更准确地说,"原因"是柏拉图和亚里士多德的论辩中的一种独特而影响深远的关注点,从中也产生出了亚里士多德著名的"四因说":质料因(material)、形式因(formal)、目的因(final)和动力因(efficient)(仿佛它们就是自然而有明确区分的物或实体,思维可作用于其上)。② 现代医学主要关注动力因或近因,其治疗的关键在于消除其中的一个单独的动因(agent),而这一动因在疾病的线性事件序列中被视为病因(想一下病毒和细菌、病灶和肿瘤,以及新近的分子遗传学)。然而,在很多病因并不十分明确的病例中,消除"特定"病因的治疗手段就没那么成功了。不过出于实用的目的,我们仍然在使用因果关系来讨论问题。比如我们经常责怪"压力"导致了疾病发作,尽管"压力"是个相当模糊不清的概念。③

"西方"对于认知和介入线性的因果关系的痴迷是具有

① E. E. Evans-Pritchard, *Witchcraft*, *Oracles and Magic among the Azande*.
② Lloyd and Sivin, *Way and the World*, 160.
③ Young, "Discourse on Stress."

偶然性的。而这也让一些中医作者断言："中国思维对原因并不感兴趣。"①柯普曲对"中国思维"这一总括性的评论看起来有些过于自信了，不过他也有益地将这一观念置于特定的历史情景中去评价。他曾明确地做出了中西观念的比较，其中一例便指向了亚里士多德：

> 因果律在西方思想中占据核心地位，但在（中国思想与文化中）却完全付之阙如。亚里士多德在其《物理学》一书中描述了这种西方概念典型的表述方式："人们认为，要理解某种事物，需要首先解决的问题是：'它为何是这样？'（如此便抓住了它的主要原因）"但对中国人来说，探寻原因并非十分必要。②

也许确实没什么必要吧。然而席文也要勉为其难地处理中医学中的病因问题："尽管三因学说（内因、外因、不内外因）颇具影响力，但在基础和临床医学中，对病因的讨论都不占据重要地位，相较于疾病过程的描述，病因只是一个相当次要的方面。"③这种关于疾病的原因（causes）与过程（courses）的细微差别简明扼要地总结了一种关键的文化差异。十余年后，席文与同事劳埃德一道对中西医学进行了全面的比较，在《道与言》(The Way and the Word)一书中，劳埃德剖析了古希腊医学对病因的关注，而席文在中医学部分并没有探讨病因，而是分析了关系病理过程的思维

① Kaptchuk, *Web That Has No Weaver*, 261.

② Kaptchuk, *Web That Has No Weaver*, 13.

③ Sivin, *Traditional Medicine in Contemporary China*, 274n2.

方式。①

我在田野调查中也发现，当今中医的日常临床实践中并不太关注病因。一些医院的病历表有"病因"一栏，但实际上这一栏经常是空白的。当今的临床医生更喜欢从病理学和生理学的角度去思考。换句话说，相较于病因，中医师对疾病的过程更感兴趣。②

但我们还是来谈一谈病因。席文的作品显示病因是个古老的概念，即使是对于病因的分类——"内因、外因、不内外因"——也有着漫长的系谱。③ 他倾向于将病因翻译成"cause"，然而他也把病因的问题归入到更普遍意义上的病原学（etiology）进行考量，并以此证明思考疾病的表现和发

---

① 在科学哲学中有相当多的作品讨论到了因果律（以及决定论和非决定论），其中很多都注意到了在医学之类的应用科学中对原因的确定通常具有一定的武断性，它们往往在很多同时发挥作用的因素中选择一个作为原因。在此我仅将我的讨论限定在与中国相关的比较研究中，其中有些人非常细致地探讨了原因的问题以及"中国"思维中对原因关注的缺失。李约瑟在《中国科学技术史》第二卷（从 280 页开始）中进行了有趣的讨论，我在此仅能稍作总结。李约瑟对董仲舒（公元前 179—前 104 年）的玄学思想进行了精彩的解读。为了取代"外因"或者"欧洲科学中从属性的思维特征"，李约瑟及其所引用的权威学者都提到了"天人感应"或"某种神秘的共鸣"。当我们思考中医时，"万物"相生相克体系中作为原因的"交互感应"确实是一个颇具吸引力的观点。不过除了董仲舒以外，"感应"并非是中国哲学文献中唯一一种关于原因与效力的看法。弗兰索瓦·于连（François Jullien）关于"效"（*A Treatise on Efficacy*）与"势"（*The Propensity of Things*）的作品与此处的讨论密切相关。

② 当我第一次长时间地在中医院门诊做田野调查时，我经常问医生："我们现在治疗的这种病的病因是什么？"听到我的问题，老师们有时会表现出些许懊恼，他们会回答说："病因？我怎么知道？你去问一下病人，他们可能会有些想法。"在讨论中我们当然用到了"病因"这个术语，有趣的是，老师们将这个"疾病的要素"暂时忽略掉了。比如说，这个"病因"可能在发病的早期阶段起作用，但后来就与病理与生理过程不再有关系了。

③ Sivin, *Traditional Medicine in Contemporary China*, 274n2.

展过程并不一定要识别出确定的病因。不过席文在 1987
年出版的这部开创性的作品有很大一部分都是针对一部
1972 年版的中医教科书的翻译和评注。因此其中也包括
了原书中一个专门探讨"病因"的章节。

柯普曲是一位在亚洲接受训练的中医师，对于美国人
来说，他也是一位卓越的中医教师和评论家。他的书中有
一章以"不和的根源"（origins of disharmony）为题来探讨
关于病因的问题（尽管他也加了一个副标题"当病因不再是
病因"）。在我自己的作品中，我将病因翻译成"illness
factors"，与前辈学者一样，我也认为理解病理过程或病原
的方式多种多样，病因仅仅是其中的一种。疾病事件是由
许多互相重叠的身体内在或外在的过程导致的结果，当我
们如此理解疾病事件时，"病因"在实际解释和干预中的逻
辑地位就改变了。病因不再是解决"为何是这样"问题的万
能钥匙。的确，当一种医学体系更多关注过程而非原因，它
更加感兴趣的问题便是"如何成为这样"。在这一过程中原
因和结果不可分割，而这也是本书一直在讨论的问题。①

一本相当常见的中医学基础教科书（可能稍稍有些过
时了）中关于病因的部分是这样开头的：

第四章　病因、病机

中医学认为，人体各脏腑组织之间，以及人体与外
界环境之间，既是对立的又是统一的，它们在不断地产
生矛盾而又解决矛盾的过程中，维持着相对的动态平

---

① 柯普曲也持此观点，见 Kaptchuk, *Web That Has No Weaver*, 116.

衡,从而保持人体正常的生理活动。当这种动态平衡
因某种原因遭到破坏,而又不能立即自行调节恢复时,
人体就会发生疾病。①

这一段引言的用词就显示出了它写作的年代,这本书是
1978 年出版的,那时从毛泽东作品中借用的马克思主义修
辞仍然很流行。如今已经没有必要运用黑格尔、马克思、恩
格斯以及毛泽东的辩证法术语来描述人体的生理机能了。
但阴阳对立统一的辩证逻辑在中医中仍然至关重要。阴阳
的辩证关系使得诸如原因和结果之类的"矛盾"具有高度的
不确定性,我们能辨识出何种矛盾取决于我们介入到病理
发展过程的时机。② 此外,动态平衡是一个用起来相当顺
手的现代概念,它可以用来描述"和"这个有些模糊且不太
科学的观念。当代有很多秉持传统的中医作者都时常强调
"和"这个概念,并运用古典哲学观念来确定其中隐含的中
医准则。③

　　我们继续看这本 1978 年出版的中医教科书接下来的
内容:

　　　　破坏人体相对平衡状态而引起疾病的原因就是病
　　因。我国劳动人民和医学家通过长期的医疗实践,认
　　识到致病因素是多种多样的,如气候的异常,疫疬的传
　　染,情志刺激,饮食劳倦,持重努伤,跌扑金刃外伤以及

————————————

① 北京中医学院主编:《中医学基础》,第 52 页。以下其他引文同样出自
　 该页。
② 在 1980 年代,这种中医逻辑的主要思想来源是毛泽东的《矛盾论》。
③ 比如 Kaptchuk, *Web That Has No Weaver* 和张其成:《中医哲学基础》。

虫兽所伤等。此外还认识到，在疾病过程中，原因和结果是相互作用着的，在某一病理阶段中是结果的东西，在另一阶段中可能成为原因。例如痰饮、瘀血、内湿、内火等等，既是脏腑气血功能失调形成的病理产物，反过来又能成为造成某些病变的因素。

书中接下来的段落转而讨论另一个重要的主题：病机和病理。其中指出所有疾病都有着自身各种各样的具体病证，但也强调在病理变化中暗含着"一般性的规律"，掌握了这种规律就可以理解病理过程的多重要素。唐代王冰（公元8世纪）的话就显示了掌握一般性规律在治疗策略中的重要性："得其机要，则动小而功大，用浅而功深。"

这些评论似乎认为病因取决于对病理过程的整体性理解。书中接下来就是第一节的内容，题为"发病"。有人可能会认为这一部分会带领我们回到导致疾病出现的前置事件。然而这本教科书的作者们仍然坚持一种过程性的、而非单一事件性的解读：

> 疾病的发生可以归结到一点，就是人体的正常生理活动在某种程度上的破坏。在正常情况下，人体的生理活动处于对立而又统一的相对平衡状态，即所谓"阴平阳秘"。在致病因素的作用下，人体的相对平衡被打破，即"阴阳失调"，也就是疾病的发生。

接下来书中开始讲述这种整体性观念的技术性内容。其中把维持"相对平衡状态"归结为人体内正气与邪气的相互关系。如果正气相对虚弱了，那相对立的邪气就更容易打破身体过程的平衡。最后书中这样说道：

> 疾病的发生和变化，就是在一定条件下邪正斗争的反应……人体正气的强弱，主要取决于体质因素、精神状态、生活环境及营养、锻炼等情况。

在尝试为临床观察定义与调用"病因"时，此书拒斥化约主义："发病"是在"一定条件下"各种因素互动的结果。甚至这些"条件"看起来都很像是引起疾病的因素。通过书中接下来的讲解，我们能够了解到"精神状态"与"七情"密切相关，"环境"包括"六淫"，而日常饮食也会给身体带来"毒"。诸如此类，不一而足。

当中医行动者开始设计治疗性的干预方法时，他们明显不能去攻击某个在一般理解中导致疾病的主要病因。然而，面对那么多起作用的影响因素，他们如何去确定一种治疗方法呢？用王冰的说法，他们如何"得其机要，则动小而功大，用浅而功深"呢？即使他们完全拒斥病因的观念，他们必定也想采取某种行动来"引起"（cause）病情的好转，不是吗？

本书的第四章就试图回答这些问题，并特别提到了将身体的流动和变化"推动"到期望的方向。我关于"物、思维与行动"的观点成功地刻画了中国"传统"医学中能动性与有效性表现的复杂方式，而在此我们回到了有效性本身的问题。[①] 需要牢记的是，中医的草药、针灸和按摩对于控制

---

① 弗兰索瓦·于连在他的多项研究中都用了很长篇幅来重新审视"效力"（efficacity）这个概念，不过他很少引用中医的材料。参见他的 *The Propensity of Things* 和 *A Treatise on Efficacy* 两部作品。

"万千"的症状有着显著的疗效，也许关于中医哲学困境的同情之思索不仅可以让我们重新审视因果关系，甚至也能再次考量其他多种行动领域内我们共同期待的行动与效力的形式。所有的临床医生都知道——实际上生物医学的化约主义也会认同——治疗既不需要掌握某种线性的因果机制，也不必要卷入一系列的"动力因"中去，这些动力因就像不完全受控的台球一般，将各种离散之物撞来撞去。

中医从一种不同的角度来探寻效力的问题。要了解这一点，只需要思考一下任意一种普通的药方。这种经典的聚集之物包含了多种错综复杂的事物，每种成分都是一种自然物，并可调用一系列性味特征，通过自身具备的"势"来影响特定的身体系统。从这种意义上看，药方就是一种多形态的能动者。药方针对症状链条中的各种事件进行处理和回应，触及病人的每一种不适和担忧。作为一种混合体，它针对患者的诉求量体裁衣，织成了一张作用于疾病的效力之网。这样讲并不是把一种因果关系指导下的硬核医学替换成另一种浪漫化的治疗体系。更确切地说，这是运用中医之人日常理解与实践行动的方式。

126

附录 2　医者意也

2018 年夏天，我在北京小住一个月，并在那时认识了张东。张医生所在的医院下属于中国中医科学院。应我们共同的朋友赖立里的请求，张医生同意在他的医院门诊接待一位来自芝加哥大学的实习生丁懿嘉。我与赖立里、丁懿嘉一起和张医生进行了一次有趣的计划会议。此后，丁懿嘉便跟随张医生参与每日下午的门诊，以医学人类学的眼光对诊疗实践进行了富有成效的观察。张医生另将他的新著《元气·神机》赠送给了我们。[1] 在我离开北京后，张医生也终于可以和赖立里、丁懿嘉更为轻松地交流。在我们的交往中，张东坦言，他原本对中医毫无兴趣，反而在有关哲学的阅读与写作中意兴盎然。他尤其欣赏古代东西方的形而上学，并对尼采的思想心驰神往。（在他著作的序言中引用了卡尔·雅斯贝尔斯的观点，这也是一位深受尼采

---

[1] 张东：《元气·神机：先秦中医之道》，西安：世界图书出版公司，2016 年。

127

学说影响的学者。）

后来，我着手将特里讲座修改成书，并开始拜读张东的著作。他在临床与哲学上的兴趣与我自身关注的主题非常相似，这一点给我留下了深刻的印象。与此同时，他在书中表达的观点也几乎不能翻译成英文。在我阅读和写作的过程中，我发现他的一些观点恰如其分地证实了我对于中医的认识。对于当今的中医实践，张东并没有过多着墨，他在书中倡导中医朝着更为广泛和艰深的方向演进，以取得更好的进展，同时扩大中医在世界范围内的影响力。张东以临床医生的身份提出这些观点，如同一位秉持实用主义思维的行动者在努力克服重重困难。

从张东著作的结构中，我们便可清楚地看出他对中医的物、思维与行动的全心投入。在《元气·神机》的上编，他详细探讨了一些经典处方和他自己的临证加减。接下来他还列举了他在临床实践中的多项医案，以此来证明处方的功效以及他的临床思维对万物运化的敏锐把握。书的下编包括四个章节，分别是"《道德经》与中医"、"《周易》与中医"、"道与术"以及"学生医案"。最后则是一篇具有比较视野的后记。

我在写作本书的过程中经常引用张东的观点。因此我决定将张东著作中那篇引人入胜的序言翻译出来并附于此处。正如我之前提到的，他的思想很难翻译成英文。这些复杂而专业的思想深深植根于中医源远流长的论辩与思索之中，也只在中文语境下出现。我在此仅仅翻译了《元气·神机》的序言，并尽自己最大的努力去忠于原文。我没有试图去解释文中众多艰深的词汇和概念，它们往往会让英文读者感到灰心丧气。当我们阅读中医理论时，还是不得不听取张东的建议。他认为，要理解中国古典哲学的言辞，往往需要"反复读之，常常会回味无穷，而其义自现"。

张东《元气·神机》
写在前面的话

释名

中医最重要的经典无疑是《黄帝内经》，《黄帝内经》包括《素问》与《灵枢》两部书。《素问》，最早注《素问》的全元起说："素者，本也。"《素问》其实是对本源问题的问与答。又素者，朴也。《说文》云："朴，木素也"，《道德经》第十九章亦云："见素抱朴，少私寡欲"。朴在《道德经》中是对道和一的称谓。《道德经》云："道常无，名朴，虽小，天下莫能臣。"后面正文中我们会看到，一，元也，元气也。所以《素问》是在医学领域中对道和元的询问。故本书取名"元气"，也意在医学领域对元气的探索与询问。

《灵枢》，灵，神也；枢，机也；灵枢，神机也。《易传》云："知几（机）其神乎······几者，动之微，吉（凶）之先见者也。君子见几而作，不俟终日。"《庄子》亦云："万物皆出于机，皆入于机。"机可通神，故名神机。《易传》云："阴阳不测之谓神。"阴阳不测者，元气之变化也。故《素问》《灵枢》乃为一体，二者同出而异名，正如《道德经》之道与德同出而异名。道是体，德是用；道为本体，德是道之用。同样，《黄帝内经》

之《素问》是体、《灵枢》是用。本书亦是一体一用，元气为体，神机是用。

"探索先秦中医之道"，先秦是指秦朝建立之前的历史时代，经历了夏、商、西周，以及春秋、战国等历史阶段。先秦的思想和文化是中华文化的源头，深刻地影响着中国人的思维，其中以《周易》及春秋、战国之先秦诸子为代表的思想，更是先秦文化的一个巅峰。德国哲学家雅斯贝尔斯（Karl Jaspers），有一个很著名的命题——"轴心时代"，意指"一个对全部人类文化史具有控制意义、提挈意义和动力意义的年代"。他在1949年出版的《历史的起源与目标》中说：公元前800年至公元前200年之间，是人类文明的"轴心时代"，"轴心时代"发生的地区大概是在北纬30度，就是北纬25度至北纬35度之间。这段时期是人类文明精神的重大突破时期。在轴心时代里，各个文明都出现了伟大的精神导师，苏格拉底、柏拉图、释迦牟尼、孔子、老子，他们所创立的各自的思想体系，共同构成人类文明的精神基础，直至今天，人类仍然附着在这些基础之上。雅斯贝尔斯还说："直至今日，人类一直靠轴心时代所产生、思考和创造的一切而生存。每一次新的飞跃都会回顾这一时期，并被它重燃火焰。自那以后，情况就是这样。轴心期潜力的苏醒和对轴心期潜力的回忆，或曰复兴，总是提供了精神动力。"《周易》以及先秦诸子的思想正是轴心时代的经典，黄摩崖先生更是将先秦文化比作中华文明的头颅，春秋战国时代也一向被学者称为中国文化的黄金时代。这个时代产生了中医，并且产生了传奇般的医学家如扁鹊、医和、医缓等，这一时代的思想也是《黄帝内经》的思想之源。

　　一直以来，人们有个疑问，时代明明是在进步和发展，为什么中国古人这么崇古？以中医为例，《黄帝内经》《伤寒论》不是一般的中医经典，简直就是一个难以企及的高度并且成为后世医学思想的源泉。其实这和中国的传统思维方式是密切相关的。在《后记》中我谈到，中医和西医的本质区别不是用什么药，也不是输液或针灸，而是二者思维方式的区别。西方认识自然的方法是物我分离的认知方法，而中国古人了解自然的方式是要在意识上做到人与自然的合一，即物我合一的认识方法，而这需要做到意识、行为上的无思、无为、无欲，正如《易传》所云："易无思也，无为也，寂然不动，感而遂通天下之故，非天下之至神，其孰能与此"。如此才能"感而遂通天下之故"，才能真正了解自然。而"非天下之至神，其孰能与此？"这只有少数圣人才能做到。而且还需要一个清净自然的环境。古代虽然生活条件差、物质匮乏，但也恰恰成就了这种清净、自然、少欲的生活环境，人们既然不能更多地求助于外物，则更多的会反观自心、自身。少数人如伏羲、周公、老子、庄子等可以使身心与自然相应，达到直接认识自然的目的，其对自然的认识也与西方物我分离的认识方式有所不同，古人的这种认识方式随着物质的发达也越来越为后世所不知和不能。后世物我分离的认识方式越来越成为主流，这种方法虽然发展迅速，但其本身也有很大的局限性，而物我合一的认识方法后世已无从认识和体验，但这种对自然的认识是本然的、无可替代的，这就是后世崇古的主要原因之一。而中国传统文化尤其是中医却恰恰是从此起源的。这种认识方法虽然不能轻易被复制，但古之圣人却留下文字和书籍惠及后人。我辈当如仲景所言——"勤求古训"，尤其是在先秦文化背景下的先秦中医更是我辈应该探求的，因为那也是中医之源。

如果《黄帝内经》是后世中医之源的话，那么先秦中医更是《黄帝内经》之源。但先秦中医业已失传，如何探求？好在古人告诉我们万物之理是相通的，只要明晓古人的世界观和思维方式就有迹可循。先秦中医是在先秦文化背景下产生的，他对于人体的看法必然和对待自然的看法是相通的，因为古人认为天人相应。因而先秦古籍、诸子百家、黄老之学、天文历法甚至甲骨文、考古发现等，都是我们应该学习的重要文献，我辈当溯源而上，以求中医之本。

北宋大儒张载有著名的横渠四句："为天地立心，为生民立命，为往圣继绝学，为万世开太平。"追溯先秦文化，探索先秦中医之道，为往圣继绝学，应该是每一位有志于中医事业之士的责任。

缘起

《黄帝内经》是中医经典中的经典，历代各家各派都以《黄帝内经》为宗，医圣张仲景也在《伤寒论》序中写道："撰用素问九卷。"但《黄帝内经》的学术思想来源是什么呢？为什么要问这个问题？因为《黄帝内经》中有许多为什么。比如五脏配六腑相配的原理是什么？五脏配五腑本可以正好，为什么要加上一个三焦？三焦还有名而无形。以后为了配三焦又加上一个心包，这样做到底有没有意义？有什么意义？我们知道太阳是三阳，阳气最盛，为什么要配寒水？如果说阴与阳要相配？那么为什么太阴与湿土相配？太阴是三阴，湿土也属阴。这些都需要回答脏腑相配的原理是什么？十二经相配的原理是什么？又如《黄帝内经》说"肝至悬绝，十八日死"，为什么？如果不明白《黄帝内经》背后的思想来源，这些问题很难解决。关于《黄帝内经》的研究大多停留在《黄帝内经》讲了什么，然后照着做就是了，而很少有探讨《黄帝内经》为什么这么写？这么写的原理是什么？这么写的意义是什么？

那么除此之外，探讨《黄帝内经》背后的原理还有什么更深的意义呢？我们知道《黄帝内经》是其以后医学思想的重要起源，但《黄帝内经》不是它以前医学的全部，可能只是其之前医学的一小部分，而这一小部分却对后世医学产生了如此大的影响，那《黄帝内经》前的那些失传的医学思想，如扁鹊、仓公等的医学思想，会不会产生更深的更大的影响呢？如今，这些医学思想大多已经失传了，我们无从寻找。但是这些失传的医学思想和《黄帝内经》却都有共同的思想来源，明白了《黄帝内经》的思想起源，就找到了这些失传的医学思想的线索。不明白《黄帝内经》的医学思想之源，只是被动的去做，而不明白为什么这样做，知其然而不知其所以然，就不可能真正理解《黄帝内经》的含义，也不可能真正地做好。同样，不能真正地理解中医基本理论的本质就无法正确地评价它，就会各说各的理，例如有人说五行是糟粕、中医要废除等，中医现代化也会成为无源之水、无本之木。比如经络的研究，如果不理解古人说的经络的本质，就往往找不到正确的研究方向，如果研究方向都是错的，那怎么会有成果呢？例如《黄帝内经》中说脏腑与九窍相通，于是许多学者就用现代医学的方法去找依据，从神经、血管、激素、胚胎学或分子生物学的角度去找依据，这种思路对吗？《黄帝内经》还说九窍与九州相通，难道你还能找到九窍和九州的生物物理学的相关性吗？这些就是不明白古人说这话的真实含义所致，如果连古人说这句话的本义都不清楚，怎么去研究？即使研究出来一些似是而非的东西又有什么意义呢？

多年来，我一直力图去寻找中医的思想本源，尤其是《黄帝内经》的思想本源。《黄帝内经》的思想本源无疑和它的时代思想是相连的，而这一时代的思想来源又是什么呢？中医不是《黄帝内经》时代突然蹦出来的，而是经过长时间的文化积累、理论积累和经验积累逐渐形成的。但有一点是可以肯定的，《黄帝内经》受到了先秦文化和思想的影响，研究《黄帝内经》的思想起源绝不能跳过先秦文化和思想的影响，研究《黄帝内经》的思想起源绝不能跳过先秦文化这个大背景。我们从文献中也看到，《黄帝内经》不是先秦时代背景下所产生的唯一的医学思想，还有许多医学流派和医学思想可能早已失传，这些医学思想也许部分隐含在先秦古籍和《黄帝内经》中，而这就是本书所要关注的。

中医起源和发展的土壤是中国的传统文化，中国传统文化以儒、释、道为代表，除了佛教文化，道和儒都是中国本土的思想和文化，道教思想的原始经典和思想源泉是以老子的《道德经》为本；儒家的经典是六经。中国儒家学派创始人孔子晚年整理了《诗》《书》《礼》《易》《乐》《春秋》，后人称之为六经，而《周易》被奉为六经之首，是儒家思想中经典的经典。道家长于无为而出世，儒家则以中庸之道而入世，两种思想都深刻地影响了《黄帝内经》及后世中医的发展。

从《黄帝内经》托名黄帝可以看出其与老子道家思想的

渊源。中国古代将黄帝和老子的学问并称为黄老之学,黄老之学始于战国而盛行于西汉。司马迁在《史记》里屡次提及黄老之学,《黄帝内经》就是黄老学派的著作之一。

《黄帝内经》的许多思想都继承了老子《道德经》的思想。例如,我们知道"无为"是《道德经》的核心思想之一。我们看《道德经》:"是以圣人处无为之事,行不言之教。""道常无为而无不为。"

再看《素问·阴阳应象大论》:"是以圣人为无为之事,乐恬憺之能,从欲快志于虚无之守。"

"朴"也是《道德经》重要概念之一,《道德经》云:"道常无,名朴,虽小,天下莫能臣。""甘其食,美其服,安其居,乐其俗。邻国相望,鸡犬之声相闻,民至老死,不相往来。"

《素问·上古天真论》同样说:"美其食,任其服,乐其俗,高下不相慕,其民故曰朴。"

《道德经》非常重视"一",《道德经》云:"天得一以清;地得一以宁;神得一以灵;谷得一以盈;侯得一以为天下正。"

《素问·玉机真藏论》说:"揆度奇恒,道在于一。"

从中我们可以看出《道德经》是《黄帝内经》产生的思想源泉之一,《黄帝内经》继承了《道德经》的道家思想。

先秦时期已经出现了丰富的养生思想,如《行气铭》,据考为战国后期的作品,是我国现存最早的气功理论文物资料之一。

《行气铭》云:"行气,深则蓄,蓄则伸,伸则下,下则定,定则固,固则萌,萌则长,长则退,退则天。天几春在上;地

135

几春在下。顺则生;逆则死。"①

《庄子》中亦有许多道家的养生思想。先秦的养生思想后来被道家丹道养生体系所继承,形成了独特的生命观,这种认识不但继承了黄老之学,而且发展出了一套完整的丹道养生体系,这一体系可以说是对先秦道家思想的直接传承,对于医学、健康、养生都有重要贡献,可以说是和《黄帝内经》所继承的医学体系并列的一套养生体系,并且可以用于治疗疾病。可惜的是这套独特的思想体系历来只在道家丹道中隐秘传承。

同样,《周易》作为比《道德经》更古老的先秦典籍,其思想同样深刻地影响了《黄帝内经》,是《黄帝内经》思想体系的重要起源之一。

《黄帝内经》和道家的丹道养生都继承了老庄的道家思想和《周易》的思想,但二者后来却有着不同的发展方向。《黄帝内经》以后的医学发展了以《道德经》"三生万物"和《周易》"后天而奉天时"为主导的后天医学体系,而道家丹道养生则发展了以《道德经》"抱元守一"和《周易》"先天而天弗违"为根本的先天医学体系,二者可以并列称为中国传统医学的两大支柱,只不过由于两种医学体系的目的不同及历史原因,一个显于世,一个隐于世,隐于世者则少有人窥及。

---

① 我对此段引文的翻译大致遵循了徐源(Michael Stanley-Baker)在《中国前帝制时代与帝制时代早期的健康与哲学》("Health and Philosophy in Pre- and Early Imperial China")。正在我最需要的时刻,徐源与我分享了这篇即将见刊的论文,我在此表示感谢。我的翻译意在突出张东对《行气铭》的兴趣,因此与徐源的翻译略有不同。

本书将以《周易》《道德经》的思想为宗，回溯《黄帝内经》时代的思想之源，深入道家的养生思想，从中发展出一个"新"的医学思路，并将之应用于临床实践。其所谓的"新"，也许会更古老，因为在《黄帝内经》之前的时代，产生这种医学思想或许是水到渠成的，只是后来失传了而已。

从本书中，大家会逐渐理解要学好中医就必须懂得中国传统文化，懂得中国古人的思维方式，这是必要条件，非此不可。

需要说明的是，为了照顾到没有古文基础的读者，本书中古文部分予以适当的白话翻译，但有些语句，尤其是《道德经》的语言就像诗歌一样，似乎一经翻译，语言所传达的含义就变了味道，而且如果不能从通篇的角度去理解，只是表面上的逐字逐句翻译，反而会曲解其本意，或者只见树木不见森林，所以本书大多采取意译，有时候干脆不译，只就难解的字词予以注释，希望读者细读这些诗歌一样的语句，反复读之，常常会回味无穷，而其义自现。

另外，本书适当采取倒叙的方法，先写出方剂和医案，读者循迹溯源，自然会看到理论和方法。

要义

本书从《道德经》《周易》和《黄帝内经》三部经典中汲取营养，以为《道德经》和《周易》既谈论了天地之理，则人体之道亦在其中。《黄帝内经》："化不可代，时不可违"，这是《道德经》的思想；"谨守其气，无使倾移……此养必和，待其来复"，这是《周易》的思想，笔者谨依此旨，为是书。

《道德经》的核心概念之一是无为，治病之根本也应该是让人体之元气无为而治。现代医学是以疾病为中心,寻找疾病,然后祛除它。而本书的观点是人体从不健康到恢复健康,是元气从受损到恢复的过程,恢复健康就是恢复元气无为的状态,元气无为而无不为,人体才能真正健康,健康恢复了,疾病就自然祛除了。故《孙子兵法·谋攻篇》说:"是故百战百胜,非善之善者也;不战而屈人之兵,善之善者也。"况且现代医学对于疾病远不能百战百胜,而本书之方法意在不战而屈人之兵,不治病而病自除。

《周易》和《道德经》及道家丹道养生思想中隐藏了让元气恢复无为的方法。"道生一,一生二,二生三,三生万物",一为元气,二是阴阳,人体的脏腑气血可以比喻为人体的万物。要想让人体元气无为就要让人体的"万物"归于一,归于一才能使元气无为,这个过程道家称为后天返先天。《周易》认为后天返先天的关键在复卦和姤卦,宋·邵雍称之为"天根"和"月窟"。

人体脏腑气血的运动如太极图,阴阳左升右降形成圆,左升为阳、为生发,右降为阴、为收藏,生发之气和收藏之气"冲气以为和"就形成了这个圆的圆心。而这里有两个"机",即关键点,一个是气化圆运动中阳的起点,即生发之气的起点,道家称之为"天根",应于天时是冬至一阳生之点;一个是气化圆运动中阴的起点,即收藏之气的起点,道家称之为"月窟",应于天时是夏至一阴生之点。天根、月窟这两个点就是人体气化圆运动之机,也是后天元气之机,是关键点。

笔者从圆心、天根、月窟此三点立足,依阴阳归一之理,立两个方剂,一是归一饮,一是观复汤。

归一饮脱胎于四逆汤,以制附子为臣,从一阳初动处启动生长之机,令生长之气修复;以炙甘草为君药,以甘草的至中和之性接引生发之气归入圆心,干姜连接附子与甘草,为之佐使。此方立足于天根与圆心,启动生长之机,另生长之气和收藏之气冲气相和,和于圆心。

观复汤脱胎于理中丸,以红参为臣,从夏至一阴生处启动收藏之机,令收藏之气修复;同样炙甘草是君药,接引收藏之气归入圆心;干姜、白术连接红参和炙甘草,为佐使。此方立足于月窟处,启动收藏之机,令收藏之气和生长之气相和于圆心。《黄帝内经》云:"谨守其气,无使倾移",这两个方子谨守阴阳之机,令阴阳相和,元气自然修复,元气无为而无不为,不治病而病自除。两方的目的是令生长之气与收藏之气相和,阴阳冲和而元气复,元气复则疾病祛。

本书医案源于笔者和学生,包括多种疾病,所附医案尽量病种不重复。

本书试图通过深入挖掘中国传统文化探索中医之源,而一旦找到了中医的源头活水,就可以在中国传统文化的土壤中产生新的思想,使中医更有生命力。

参考文献

Ames, Roger T. *The Art of Rulership: A Study of Ancient Chinese Political Thought.* Albany: State University of New York Press, 1994.

Anderson, Warwick, and Ian R. Mackay. *Intolerant Bodies: A Short History of Autoimmunity.* Baltimore, MD: Johns Hopkins University Press, 2014.

Asad, Talal. 1986. "The Concept of Cultural Translation in British Social Anthropology." In *Writing Culture: The Poetics and Politics of Ethnography,* edited by James Clifford and George E. Marcus, 141–64. Berkeley: University of California Press, 1986.

Baim, Adam. "Eye to Eye: Visuality and the Work of Vision in Ophthalmology." PhD diss., University of Chicago, 2018.

Bakhtin, M. M. "Discourse in the Novel." In *The Dialogic Imagination: Four Essays,* edited by Michael Holquist, translated by Caryl Emerson and Michael Holquist, 269–422. Austin: University of Texas Press, 1981.

Beijing Zhongyi Xueyuan 北京中医学院, chief ed., 中医学基础 *Zhongyixue Jichu* [Fundamentals of Chinese Medicine]. Shanghai: Shanghai Science and Technology Press, 1978.

Bennett, Jane. *Vibrant Matter: A Political Ecology of Things.* Durham, NC: Duke University Press, 2010.

Bennett, Jane, and William Connolly. "The Crumpled Handkerchief." In *Time and History in Deleuze and Serre,* edited by Bernd Herzogenrath, 153–71. London: Continuum, 2012.

Berg, Marc. *Rationalizing Medical Work: Decision-Support Techniques and Medical Practices.* Cambridge, MA: MIT Press, 1997.

Bogost, Ian. *Alien Phenomenology, or What It's Like to Be a Thing*. Minneapolis: University of Minnesota Press, 2012.

Bowker, Geoffrey C. *Memory Practices in the Sciences*. Cambridge, MA: MIT Press, 2005.

Bowker, Geoffrey C., and Susan Leigh Star. *Sorting Things Out: Classification and Its Consequences*. Cambridge, MA: MIT Press, 1999.

Brandt, Allan M. *No Magic Bullet: A Social History of Venereal Disease in the United States since 1880*. New York: Oxford University Press, 1985.

Canguilhem, Georges. *The Normal and the Pathological*. Translated by Carolyn R. Fawcett in collaboration with Robert S. Cohen. New York: Zone Books, 1989.

Chan, Wing-Tsit, trans. *A Source Book in Chinese Philosophy*. Princeton, NJ: Princeton University Press, 1963.

Connolly, William E. *Pluralism*. Durham, NC: Duke University Press, 2005.

Croizier, Ralph C. *Traditional Medicine in Modern China: Science, Nationalism, and the Tensions of Cultural Change*. Cambridge, MA: Harvard University Press, 1968.

Daston, Lorraine. "Introduction: The Coming into Being of Scientific Objects." In *Biographies of Scientific Objects*, edited by Lorraine Daston, 1–14. Chicago: University of Chicago Press, 2000.

Daston, Lorraine, and Peter Galison. *Objectivity*. New York: Zone Books, 2007.

De Bary, William Theodore, and Irene Bloom, eds. *Sources of Chinese Tradition: From Earliest Times to 1600*, 2nd ed. New York: Columbia University Press, 1999.

Deng, Tietao 邓铁涛, ed. 中医基础理论 *Zhongyi Jichu Lilun* [Basic Theory of TCM]. Guangzhou: Guangdong Science and Technology Press, 1982.

———. "中医五行学说的辩证法因素 *Zhongyi Wuxing Xueshuo de Bianzhengfa Yinsu* [Dialectical Factors in Five Phases Thought]." In 学说探讨与临证 *Xueshuo Tantao yu Linzheng* [Clinical and Scholarly Exploration], 4–7. Guangzhou: Guangdong Science and Technology Press, 1981.

———, ed. 使用中医诊断学 *Shiyong Zhongyi Zhenduanxue* [Practical TCM Diagnosis]. Shanghai: Shanghai Science and Technology Press, 1983.

———. "再论中医五行学说的辩证法因素 *Zailun Zhongyi Wuxing Xueshuo de Bianzhengfa Yinsu* [Reconsidering Dialectical Factors in Five Phases Thought]. In 学说探讨与临证 *Xueshuo Tantao yu Linzheng* [Clinical and Scholarly Explorations], 8–15. Guangzhou: Guangdong Science and Technology Press, 1981.

Dictionary Editing Group, Chinese Academy of Social Sciences Language Institute, ed. 现代汉语词典 *Xiandai Hanyu Cidian* [Contemporary Chinese Dictionary]. Beijing: Commercial Press, 1978.

Doniger, Wendy. *Against Dharma: Dissent in the Ancient Indian Sciences of Sex and Politics.* New Haven, CT: Yale University Press, 2018.

Douglas, Mary. *Thinking in Circles: An Essay on Ring Composition.* New Haven, CT: Yale University Press, 2007.

Durkheim, Émile. *The Elementary Forms of the Religious Life.* Translated by Karen E. Fields. New York: Free Press, 1995.

Editing Committee of Encyclopedic Dictionary of Chinese Medicine 中医大辞典编辑委, ed. 中医大辞典 基础理论分册 *Zhongyi Dacidian Jichu Lilun Fence* [Encyclopedic Dictionary of Chinese Medicine: Basic Theory]. Beijing: People's Health Press, 1982.

Evans-Pritchard, E. E. *Witchcraft, Oracles, and Magic among the Azande.* Oxford: Clarendon Press, 1937.

Farquhar, Judith. "Chinese Medicine and the Life of the Mind: Are Brains Necessary?" *North Carolina Medical Journal* 59, no. 3 (May–June 1998): 188–90.

———. *Knowing Practice: The Clinical Encounter of Chinese Medicine.* Boulder, CO: Westview Press, 1994.

———. "Knowledge in Translation: Global Science, Local Things." In *Medicine and the Politics of Knowledge*, edited by Susan Levine, 153–70. Cape Town, South Africa: HSRC Press, 2012.

———. "Metaphysics at the Bedside." In *Historical Epistemology and the Making of Modern Chinese Medicine*, edited by Howard Chiang, 219–36. Manchester: Manchester University Press, 2015.

———. "Multiplicity, Point of View, and Responsibility in Traditional Chinese Medicine." In *Body, Subjectivity and Power in China*, edited by Angela Zito and Tani E. Barlow, 78–99. Chicago: University of Chicago Press, 1994.

———. "Objects, Processes, and Female Infertility in Chinese Medicine." *Medical Anthropology Quarterly* 5, no. 4 (December 1991): 370–99.

———. "Rewriting Traditional Medicine in Post-Maoist China." In *Knowledge and the Scholarly Medical Traditions*, edited by Don Bates, 251–76. Cambridge: Cambridge University Press, 1995.

———. "Time and Text: Approaching Contemporary Chinese Medicine through Analysis of a Case." In *Paths to Asian Medical Knowledge*, edited by Charles Leslie and Allan Young, 62–73. Berkeley: University of California Press, 1992.

———. "You Had to Have Been There: Laughing at Lunch about the Chinese Dream." *Critical Inquiry* 43, no. 2 (Winter 2017): 451–65.

Farquhar, Judith, and Qicheng Zhang. *Ten Thousand Things: Nurturing Life in Contemporary Beijing*. New York: Zone Books, 2012.

Feuchtwang, Stephan. *The Anthropology of Religion, Charisma, and Ghosts: Chinese Lessons for Adequate Theory*. Berlin: W. de Gruyter, 2010.

Fleck, Ludwik. *Genesis and Development of a Scientific Fact*. Chicago: University of Chicago Press, 1979.

Foucault, Michael. Introduction to *The Normal and the Pathological*, by Georges Canguilhem, 7–24. Translated by Carolyn R. Fawcett in collaboration with Robert S. Cohen. New York: Zone Books, 1989.

———. *The Order of Things: An Archaeology of the Human Sciences*. New York: Vintage Books, 1994.

Fox, Renée C. *Experiment Perilous: Physicians and Patients Facing the Unknown*. Glencoe, IL: Free Press, 1959.

Furth, Charlotte, Judith T. Zeitlin, and Ping-chen Hsiung, eds. *Thinking with Cases: Specialist Knowledge in Chinese Cultural History*. Honolulu: University of Hawai'i Press, 2007.

Garon, Colin. "Clinical Concrescences: Integration in Contemporary Chinese Medicine Gynecology." BA thesis, History and Philosophy of Science Program, University of Chicago, 2018.

Geaney, Jane. *The Emergence of Word-Meaning in Early China: A Normative Model for Words*. Albany: State University of New York Press, forthcoming.

———. *On the Epistemology of the Senses in Early Chinese Thought*. Honolulu: University of Hawai'i Press, 2002.

Geertz, Clifford. *Islam Observed: Religious Development in Morocco and Indonesia*. New Haven, CT: Yale University Press, 1968.

Hacking, Ian. *Representing and Intervening: Introductory Topics in the Philosophy of Natural Science*. Cambridge: Cambridge University Press, 1983.

Hamdy, Sherine. *Our Bodies Belong to God: Organ Transplants, Islam, and the Struggle for Human Dignity in Egypt*. Berkeley: University of California Press, 2012.

Harman, Graham. *Prince of Networks: Bruno Latour and Metaphysics*. Prahran, Australia: Re.press, 2009.

Hart, Roger. "On the Problem of Chinese Science." In *The Science Studies Reader*, edited by Mario Biagioli, 123–30. New York: Routledge, 1999.

Heidegger, Martin. "The Thing." In *Poetry, Language, Thought*, translated by Albert Hofstadter, 161–84. New York: Harper & Row, 1971.

Hong, Menghu 洪梦浒. 评"气"基表物质又表机能的两义说 *Ping qi ji biao wuzhi you biao jineng de liangyi shuo* [Comments on the Hypothesis of "Vital Energy (Qi)" Denoting Both Material and Function]. 中医杂志 *Zhongyi zazhi* 24, no. 3 (1983): 4–7.

Hsu, Elisabeth. "The Biological in the Cultural: The Five Agents and the Body Ecologic in Chinese Medicine." In *Holistic Anthropology: Emergence and Convergence*, edited by David Parkin and Stanley Ulijaszek, 91–126. New York: Berghann Books, 2007.

Huang, Siu-chi. "Chang Tsai's Concept of Qi." *Philosophy East and West* 18, no. 4 (1968): 247–60.

Ingold, Tim. "Re-Thinking the Animate, Re-Animating Thought." *Ethnos* 71, no. 1 (2006): 9–20.

James, William. *Essays in Radical Empiricism*. New York: Longmans, Green, 1912. Republished by Mineola, NY: Dover Publications, 2003. Page references are to the 2003 edition.

———. *A Pluralistic Universe: Hibbert Lectures at Manchester College on the Present Situation in Philosophy*. New York: Longmans, Green, 1909.

———. *Pragmatism, a New Name for Some Old Ways of Thinking: Popular Lectures on Philosophy*. New York: Longmans, Green, 1907.

———. "A World of Pure Experience." In *Essays in Radical Empiricism*, 21–47. New York: Longmans, Green, 1912. Republished by Mineola, NY: Dover Publications, 2003. Page references are to the 2003 edition.

Jensen, Casper Bruun. "New Ontologies? Reflections on Some Recent 'Turns' in STS, Anthropology and Philosophy." *Social Anthropology* 25, no. 4 (2017): 525–45.

Jullien, François. *The Propensity of Things: Toward a History of Efficacy in China*, translated by Janet Lloyd. New York: Zone Books, 1995.

———. *A Treatise on Efficacy: Between Western and Chinese Thinking*. Honolulu: University of Hawai'i Press, 2004.

Kaptchuk, Ted J. *The Web That Has No Weaver: Understanding Chinese Medicine*. Lincolnwood, IL: Contemporary Books, 2000.

Karchmer, Eric. "Slow Medicine: How Chinese Medicine Became Efficacious Only for Chronic Conditions." In *Worlds of Chinese Medicine: Historical Epistemology and Transnational Cultural Politics*, edited by Howard Hsueh. Forthcoming.

Kasoff, Ira E. *The Thought of Chang Tsai, 1020–1077*. Cambridge: Cambridge University Press, 1984.

Kaufert, Patricia, and John O'Neil. "Analysis of a Dialogue on Risks in Childbirth: Clinicians, Epidemiologists, and Inuit Women." In *Knowledge, Power, and Practice: The Anthropology of Medicine and Everyday Life*, edited by Shirley Lindenbaum and Margaret Lock, 32–54. Berkeley: University of California Press, 1993.

Kohn, Eduardo. *How Forests Think: Toward an Anthropology beyond the Human*. Berkeley: University of California Press, 2013.

Kuriyama, Shigehisa. *The Expressiveness of the Body and the Divergence of Greek and Chinese Medicine*. New York: Zone Books, 1999.

Lampton, David M. *The Politics of Medicine in China: The Policy Process, 1949–1977*. Boulder, CO: Westview Press, 1977.

Landecker, Hannah. "Metabolism, Autonomy, Individuality." In *Biological Individuality: Integrating Scientific, Philosophical, and Historical Perspectives*, edited by Scott Lidgard and Lynn K. Nyhart, 225–48. Chicago: University of Chicago Press, 2017.

Latour, Bruno. *An Inquiry into Modes of Existence: An Anthropology of the Moderns*. Translated by Catherine Porter. Cambridge, MA: Harvard University Press, 2013.

———. *Pandora's Hope: Essays on the Reality of Science Studies*. Cambridge, MA: Harvard University Press, 1999.

———. *The Pasteurization of France*. Translated by Alan Sheridan and John Law. Cambridge, MA: Harvard University Press, 1988.

Latour, Bruno, and Peter Weibel. *Making Things Public: Atmospheres of Democracy*. Cambridge, MA: MIT Press, 2005.

Latour, Bruno, and Steve Woolgar. *Laboratory Life: The Construction of Scientific Facts*. Princeton, NJ: Princeton University Press, 1986.

Lau, D. C., and Roger T. Ames, trans. *Yuan Dao: Tracing Dao to Its Source*. New York: Ballantine Books, 1998.

Law, John. "What's Wrong with a One-World World?" *Distinktion: Journal of Social Theory* 16, no. 1 (August 2015): 126–39.

Law, John, and Wen-yuan Lin. "Provincializing STS: Postcoloniality, Symmetry, and Method." *East Asian Science, Technology and Society (EASTS)* 11, no. 2 (2017): 211–27.

Lei, Sean Hsiang-lin. *Neither Donkey nor Horse: Medicine in the Struggle over China's Modernity*. Chicago: University of Chicago Press, 2014.

Leslie, Charles. "The Ambiguities of Medical Revivalism in Modern India." In *Asian Medical Systems: A Comparative Study*, edited by Charles Leslie, 356–67. Berkeley: University of California Press, 1976.

Liao, Yuqun 廖育群. 医者意也：认识中医 *Yizhe Yi ye: Renshi Zhongyi* [Medicine Is Thought: Knowing Chinese Medicine]. Nanning: Guangxi Normal University Press, 2006.

Liu, Lydia He. *Translingual Practice: Literature, National Culture, and Translated Modernity—China, 1900–1937*. Stanford, CA: Stanford University Press, 1995.

Lloyd, Geoffrey, and Nathan Sivin. *The Way and the Word: Science and Medicine in Early China and Greece*. New Haven, CT: Yale University Press, 2002.

Lopez, Donald S. *The Scientific Buddha: His Short and Happy Life*. New Haven, CT: Yale University Press, 2012.

Lu, Guangxin 陆广莘. 中医学之道. *Zhongyixue Zhi Dao* [The Way of Chinese Medicine]. Beijing: People's Health Press, 2001.

Lu, Gwei-Djen, and Joseph Needham. *Celestial Lancets: A History and Rationale of Acupuncture and Moxa*. Cambridge: Cambridge University Press, 1980.

Mao, Zedong. "On Contradiction." In *Selected Works of Mao Tse-Tung*, 85–133. Beijing: Foreign Language Press, 1967.

———. "On Practice." In *Selected Works of Mao Tse-Tung*, 295–309. Beijing: Foreign Language Press, 1967.

———. *Serve the People*. Peking: Foreign Languages Press, 1966.

Mead, Margaret. *Continuities in Cultural Evolution*. New Haven, CT: Yale University Press, 1964.

Mitchell, Timothy. "Can the Mosquito Speak?" In *Rule of Experts: Egypt, Techno-Politics, Modernity*, 19–53. Berkeley: University of California Press, 2002.

Montgomery, Kathryn. *How Doctors Think: Clinical Judgment and the Practice of Medicine*. Oxford: Oxford University Press, 2006.

Montgomery, Sy. *The Soul of an Octopus: A Joyful Exploration into the Wonder of Consciousness*. New York: Atria Books, 2015.

Morris, Ivan I., ed. *Madly Singing in the Mountains: An Appreciation and Anthology of Arthur Waley*. New York: Walker, 1970.

Murthy, Viren. *The Political Philosophy of Zhang Taiyan: The Resistance of Consciousness*. Leiden: Brill, 2011.

Nappi, Carla Suzan. *The Monkey and the Inkpot: Natural History and Its Transformations in Early Modern China*. Cambridge, MA: Harvard University Press, 2009.

Needham, Joseph. *The Grand Titration: Science and Society in East and West*. London: Allen & Unwin, 1969.

————. *Science and Civilisation in China.* 7 vols. Cambridge: Cambridge University Press, 1954–2004.

————. *Science and Civilisation in China.* Vol. 2. Cambridge: Cambridge University Press, 1956.

Niranjana, Tejaswini. *Siting Translation: History, Post-Structuralism, and the Colonial Context.* Berkeley: University of California Press, 1992.

Ou, Ming 欧明, ed. 汉英中医词典 *Han Ying Zhong Yi Ci Dian* [Chinese-English Dictionary of Traditional Chinese Medicine]. Guangzhou: Guangzhou Science and Technology Press, 1986.

Pickering, Andrew. *Constructing Quarks: A Sociological History of Particle Physics.* Chicago: University of Chicago Press, 1984.

————. *The Mangle of Practice: Time, Agency, and Science.* Chicago: University of Chicago Press, 1995.

Porkert, Manfred. *The Theoretical Foundations of Chinese Medicine: Systems of Correspondence.* Cambridge, MA: MIT Press, 1974.

Qin, Bowei 秦伯未. 中医入门 *Zhongyi Rumen* [Introduction to Chinese Medicine]. Beijing: People's Health Press, 1959.

Ren, Yingqiu 任应秋. 通俗中国医学史话 *Tongsu Zhongguo Yixue Shihua* [On China's Medical History]. Chongqing: Chongqing People's Press, 1957.

Rheinberger, Hans-Jörg. *An Epistemology of the Concrete: Twentieth-Century Histories of Life.* Durham, NC: Duke University Press, 2010.

Ricoeur, Paul. *Freud and Philosophy: An Essay on Interpretation.* New Haven, CT: Yale University Press, 1970.

Sapir, Edward. "The Unconscious Patterning of Behavior in Society." In *Language, Culture, and Society: A Book of Readings,* edited by Ben G. Blount, 29–42. Prospect Heights, IL: Waveland Press, 1995.

Saunders, Barry F. *CT Suite: The Work of Diagnosis in the Age of Noninvasive Cutting.* Durham, NC: Duke University Press, 2008.

Scheid, Volker. *Chinese Medicine in Contemporary China: Plurality and Synthesis.* Durham, NC: Duke University Press, 2002.

————. *Currents of Tradition in Chinese Medicine, 1626–2006.* Seattle: Eastland Press, 2007.

Scheid, Volker, and Curie Virág. "Introduction to History of Science Special Section on *Tong*." *History of Science* 56, no. 2 (June 2018): 123–30.

Schipper, Kristofer Marinus. *The Taoist Body.* Berkeley: University of California Press, 1993.

Scorzon, Cinzia. "Tong 通 in Clinical Acupuncture Practice." *Translating Vitalities* (blog), October 2018, https://translatingvitalities.com/what/.

Sidel, Victor W., and Ruth Sidel. *Serve the People: Observations on Medicine in the People's Republic of China.* New York: Josiah Macy, Jr., Foundation, 1973.

Sigerist, Henry E. *Medicine and Human Welfare.* New Haven, CT: Yale University Press, 1941.

Sivin, Nathan. *Traditional Medicine in Contemporary China: A Partial Translation of Revised Outline of Chinese Medicine (1972): With an Introductory Study on Change in Present Day and Early Medicine.* Ann Arbor: Center for Chinese Studies, University of Michigan, 1987.

Smith, Barbara Herrnstein. *Contingencies of Value: Alternative Perspectives for Critical Theory.* Cambridge, MA: Harvard University Press, 1988.

———. *Natural Reflections: Human Cognition at the Nexus of Science and Religion.* New Haven, CT: Yale University Press, 2009.

———. *Practicing Relativism in the Anthropocene: On Science, Belief, and the Humanities.* Ann Arbor, MI: Open Humanities Press, 2018.

———. "Religion, Science, and the Humanities: An Interview." In *Practicing Relativism in the Anthropocene: On Science, Belief, and the Humanities*, 32–39. Ann Arbor, MI: Open Humanities Press, 2018.

Smith, Paul. *Discerning the Subject.* Minneapolis: University of Minnesota Press, 1988.

Stanley-Baker, Michael. "Health and Philosophy in Pre- and Early Imperial China." In *Health and Philosophy*, edited by Peter Adamson, 7–42. Oxford: Oxford University Press, forthcoming.

Taylor, Kim. *Chinese Medicine in Early Communist China, 1945–63: A Medicine of Revolution.* London: RoutledgeCurzon, 2005.

Thomas, William Isaac, and Dorothy Swaine Thomas. *The Child in America: Behavior Problems and Programs.* New York: Alfred A. Knopf, 1928.

Van Fraassen, Bas C. *The Empirical Stance*. New Haven, CT: Yale University Press, 2002.

Verran, Helen. "On Assemblage: Indigenous Knowledge and Digital Media (2003–2006) and HMS Investigator (1800–1805)." In *Assembling Culture*, edited by Tony Bennet and Chris Healey, 163–76. London: Routledge, 2011.

Wang, Jun. "A Life History of Ren Yingqiu: Historical Problems, Mythology, Continuity and Difference in Chinese Medical Modernity." PhD diss., University of North Carolina at Chapel Hill, 2003.

Wiseman, Nigel, and Ye Feng. *A Practical Dictionary of Chinese Medicine*. Brookline, MA: Paradigm Publications, 1998.

Wong, Chimin, and Lien-teh Wu. *History of Chinese Medicine: Being a Chronicle of Medical Happenings in China from Ancient Times to the Present Period*. Tientsin: Tientsin Press, 1932.

Xie, Guan 谢观. 中国医学源流论 *Zhongguo Yixue Yuanliulun* [Sources and Currents of Chinese Medicine]. Fuzhou: Fujian Science and Technology Press.

Yin, Huihe 印会河, ed. 中医基础理论 *Zhongyi Jichu Lilun* [Basic Theory of Chinese Medicine]. Shanghai: Shanghai Science and Technology Press, 1982.

Young, Allan. "The Discourse on Stress and the Reproduction of Conventional Knowledge." *Social Science and Medicine (Part B. Medical Anthropology)* 14, no. 3 (August 1980): 133–46.

Zhan, Mei. *Other-Worldly: Making Chinese Medicine through Transnational Frames*. Durham, NC: Duke University Press, 2009.

Zhang, Dong 张东. 元气 神机：先秦中医之道 *Yuanqi Shenji: Xianqin Zhongyi zhi Dao* [Original Qi: Vital Machine]. Xi'an: World Book Publishers, 2016.

Zhang, Qicheng 张其成. 中医哲学基础 *Zhongyi Zhexue Jichu* [Philosophical Foundations of Chinese Medicine]. Beijing: Chinese Medicine Press of China, 2004.

Zhang, Yanhua. *Transforming Emotions with Chinese Medicine: An Ethnographic Account from Contemporary China*. Albany: State University of New York Press, 2007.

Zhuang, Zhou 庄周. 庄子全译 *Zhuangzi Quanyi* [The Complete Zhuangzi with Commentary]. Commentator Gengguang Zhang 张耿光. Guiyang: Guizhou People's Press, 1991.

译后记

《生命之道》的篇幅并不长,但却出人意料地发人深省。翻译中的字斟句酌自然是一段难得的学习历程,然而译稿完成后不经意间的顿悟却更加彰显了作者思考的穿透力。不久前,译者之一有幸参与了一场中西医药专家的对谈节目,对谈中出现了一幕有趣的场景,当中医专家讲述中药的神奇疗效及其背后的治疗逻辑时,主持人不禁询问:"我们如何相信您说的是真的呢?"但当西医专家讲解西药的研发思路时,主持人却并未发出同样的疑问。在节目之后的交流中,一位专家的话切中要害:"西医不需要为自己辩护。"是呀,科学已在当代社会树立了绝对的权威,植根于科学世界观的西医——或者说生物医学——是不需要为自己辩护的,但中医需要。

在一定程度上讲,这本书算是一部为中医"辩护"的作品,但这篇辩护词却并非出自一般人所熟悉的角度,它没有去列举中医神奇的效验,没有过多地征引古典的权威文献,也全然不是对中医"科学性"的探索。作者意在发掘中医的物、思维与行动中的人文价值,并在中西比较中彰显中医带来的深邃的哲学启示。但我们也不能仅仅把它当作一部为中医"辩护"的作品,其中渗透着作者对身体与知识一如既往的关注。通过中医的案例,作者想表达的是对现代科学主义和实证主义的深刻批判。

本书的作者冯珠娣教授无需多做介绍,她对于中医、食色、养生以及少数民族医药的研究在学界广受赞誉,其中两部已有中译本,其他作品和文集也会在今后几年陆续翻译出版。冯教授的第一部专著 *Knowing Practice* 从人类学的视角考察了中医看病过程中突显的核心观念与实践:辨证论治。《生命之道》可视作对这部作品的精简、重整和深化,它以全新的结构向读者呈现了中医特殊的本体论、认识论和伦理学。

冯教授在书中多次提到,她的作品只是一个翻译项目。这当然是作者的谦逊之辞,而且读者也可从导言中了解到,翻译从来不像表面看起来那么简单。翻译问题也为这部中译本提出了一项特别的挑战:这原本是一部向英语世界的读者介绍中医的作品,那将它回译成中文后,又能给汉语世界的读者带来什么呢? 对于这个问题,我想每位读者都会有自己的答案,在此我们仅从自身的经验和知识出发,提出一些可能的回答。

标题《生命之道》突出了"生命"概念的价值。近来在国内外人文社科领域,"生命(life)"成为了一个新的关注焦点。有人关注生命的自然属性,认为对身体和生命本质的认识也是历史与社会进程的产物；有人关注传记性或社会性的生命，将对生命形式和伦理的追寻深刻嵌入到社会政治状况中去理解；有人跳出狭义的人类视角，开始了多物种生命的民族志研究。本书并未对"生命"概念本身做出过多说明，但论题和思路却与上述研究视角不谋而合。第二章可看作是对"生命"构造的本体论阐释；第三章描绘了基于中医生命构造的生理学与病理学认知；第四章则是关于"生命"伦理的建构。总体而言，作者展现了一种"生命"研究的中国案例，中医的世界观也是一种生命的形式。

对如译者一般的中国医学史研究者而言，本书也有着方法论层面的启迪。近来史学界对医学史的关注从疾病、身体、性别、医者社会身份等所谓"外史"领域转向了更为"内核"的中医知识史研究。这一试图打破内外史区隔的尝试往往面临着方法论层面的挑战，本书为此提供了一个绝佳的案例。无论是对气和证候的解读、对辨证论治的分析，还是对临床行动的阐释，都是中医领域非常"核心"的议题。作者为我们展示了将"知识"作为"实践"的方式，从中可以学习到：真理与知识从不是固定不变和普适性的，它是在历史中形成、并在实践中构筑的产物。

我相信无论是人类学、历史学、抑或医学人文领域的学者都能从这本小书中得到启发。不过，本书另一个重要的读者群一定是中医从业者和中医专业的学生，对于他们而言，本书的价值何在？本书对中医知识的介绍并不算深奥，而且为了方便英语世界的读者理解，还对相关概念和思维进行了简化，它必然无法为中医从业者提供多少专业上的指导。本书的一位译者曾经在中医院校接受过专业教育，初读此书颇不适应，本来一些对中医而言习以为常的术语和观念——比如证候、脏腑、四诊法——在作者笔下变得有些陌生了；对门诊看病过程的描述似乎对于每个中国人而言都是司空见惯之事，作者却从每一个细微的动作中发现了隐含的意义。我们认为，这大概是本书对于中医专业人士的价值所在，那便是将熟悉的事物陌生化，并重新思考常识的意义。看似简单而不言自明的常识往往暗藏着一种文化里最深刻的认识。作者在书中提醒西方世界的读者通过中医的案例反思现代常识性的世界。与此相同，对中医观念习以为常的读者也可以跳脱出自身的常识，在比较的视野中重新审视中医的价值。今天我们对中医的现代化和全球化日渐重视，但这种趋势或许并不仅仅意味着科学化和同质化，本书或许能为这一论题提供一些别样的思路。

《生命之道》是一部深入浅出的作品，它一定也能吸引到专业领域以外的读者。中西医学的比较在当今的舆论场中往往会引起激烈的辩论和争执，一部外国人对中医的辩护之词或许会得到中医爱好者的青睐。为了避免对本书的误读，我想有两点需要做出说明。第一，作者提到中医也是一种"现代的"医学体系。我们今天所熟知的"中医"是一种历史进程的产物，它当然与中国医学悠久的传统有着密切的关系，但也在现代化进程中经历过了改造、重塑与制度化，它并非全然是"传统的"医学。第二，本书使用中医的世界观去挑战和修正现代科学主义的世界观，但这并不意味着中医的全知全能。我们在打破唯科学论的同时，也要警惕陷入另一个反科学的极端，这大概也是作者所不愿看到的。中医并不是解决现代医学问题万灵药，而是提供了另一种视角和可能性。我们想，中西医对立并不能解决问题，唯有交流和对话才能增进理解，才能重塑共识。

在博士论文写作阶段，我们开始了本书的翻译。伴随着翻译进程，我们不仅经历了学生与学者的身份转换，也在新冠疫情中对医疗与生命议题有了更为切身的感受。因此，这部小小的翻译作品承载了更多深刻的意义。在翻译过程中，我们一直与冯珠娣教授保持着良好的沟通和交流，并得到了许多帮助和鼓励。初稿完成后，北京大学医学人文学院的赖立里教授通读了译稿，并提出了细致的修改建议。江苏人民出版社专业而高效的编辑团队让本书得以顺利出版。在此我们一并致谢。当然，一切翻译中的舛误皆由译者本人负责。虽然书中提到"翻译即叛逆"，但我们仍尽最大努力将作者的思考和观点忠实地呈现给读者。

刘小朦、申琛　谨记

2023 年 2 月 19 日

"海外中国研究丛书"书目

1. 中国的现代化 [美]吉尔伯特·罗兹曼 主编 国家社会科学基金"比较现代化"课题组 译 沈宗美 校
2. 寻求富强：严复与西方 [美]本杰明·史华兹 著 叶凤美译
3. 中国现代思想中的唯科学主义(1900—1950) [美]郭颖颐 著 雷颐 译
4. 台湾：走向工业化社会 [美]吴元黎 著
5. 中国思想传统的现代诠释 余英时 著
6. 胡适与中国的文艺复兴：中国革命中的自由主义,1917—1937 [美]格里德 著 鲁奇 译
7. 德国思想家论中国 [德]夏瑞春 编 陈爱政 等译
8. 摆脱困境：新儒学与中国政治文化的演进 [美]墨子刻 著 颜世安 高华 黄东兰 译
9. 儒家思想新论：创造性转换的自我 [美]杜维明 著 曹幼华 单丁 译 周文彰 等校
10. 洪业：清朝开国史 [美]魏斐德 著 陈苏镇 薄小莹 包伟民 陈晓燕 牛朴 谭天星 译 阎步克 等校
11. 走向21世纪：中国经济的现状、问题和前景 [美]D. H. 帕金斯 著 陈志标 编译
12. 中国：传统与变革 [美]费正清 赖肖尔 主编 陈仲丹 潘兴明 庞朝阳 译 吴世民 张子清 洪邮生 校
13. 中华帝国的法律 [美]D. 布朗 C. 莫里斯 著 朱勇 译 梁治平 校
14. 梁启超与中国思想的过渡(1890—1907) [美]张灏 著 崔志海 葛夫平 译
15. 儒教与道教 [德]马克斯·韦伯 著 洪天富 译
16. 中国政治 [美]詹姆斯·R. 汤森 布兰特利·沃马克 著 顾速 董方 译
17. 文化、权力与国家：1900—1942 年的华北农村 [美]杜赞奇 著 王福明 译
18. 义和团运动的起源 [美]周锡瑞 著 张俊义 王栋 译
19. 在传统与现代性之间：王韬与晚清革命 [美]柯文 著 雷颐 罗检秋 译
20. 最后的儒家：梁漱溟与中国现代化的两难 [美]艾恺 著 王宗昱 冀建中 译
21. 蒙元入侵前夜的中国日常生活 [法]谢和耐 著 刘东 译
22. 东亚之锋 [美]小 R. 霍夫亨兹 K. E. 柯德尔 著 黎鸣 译
23. 中国社会史 [法]谢和耐 著 黄建华 黄迅余 译
24. 从理学到朴学：中华帝国晚期思想与社会变化面面观 [美]艾尔曼 著 赵刚 译
25. 孔子哲学思微 [美]郝大维 安乐哲 著 蒋弋为 李志林 译
26. 北美中国古典文学研究名家十年文选 乐黛云 陈珏 编选
27. 东亚文明：五个阶段的对话 [美]狄百瑞 著 何兆武 何冰 译
28. 五四运动：现代中国的思想革命 [美]周策纵 著 周子平 等译
29. 近代中国与新世界：康有为变法与大同思想研究 [美]萧公权 著 汪荣祖 译
30. 功利主义儒家：陈亮对朱熹的挑战 [美]田浩 著 姜长苏 译
31. 莱布尼兹和儒学 [美]孟德卫 著 张学智 译
32. 佛教征服中国：佛教在中国中古早期的传播与适应 [荷兰]许理和 著 李四龙 裴勇 等译
33. 新政革命与日本：中国,1898—1912 [美]任达 著 李仲贤 译
34. 经学、政治和宗族：中华帝国晚期常州今文学派研究 [美]艾尔曼 著 赵刚 译
35. 中国制度史研究 [美]杨联陞 著 彭刚 程钢 译